THE PICTURE BOOK OF

HOT AIR BALLOONS

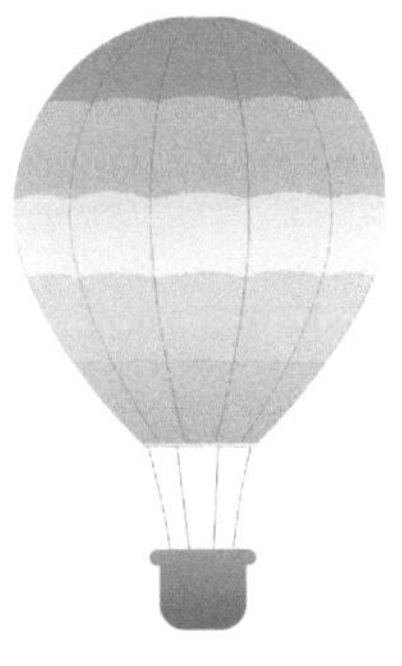

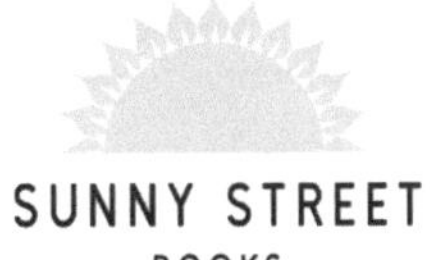

SUNNY STREET

BOOKS

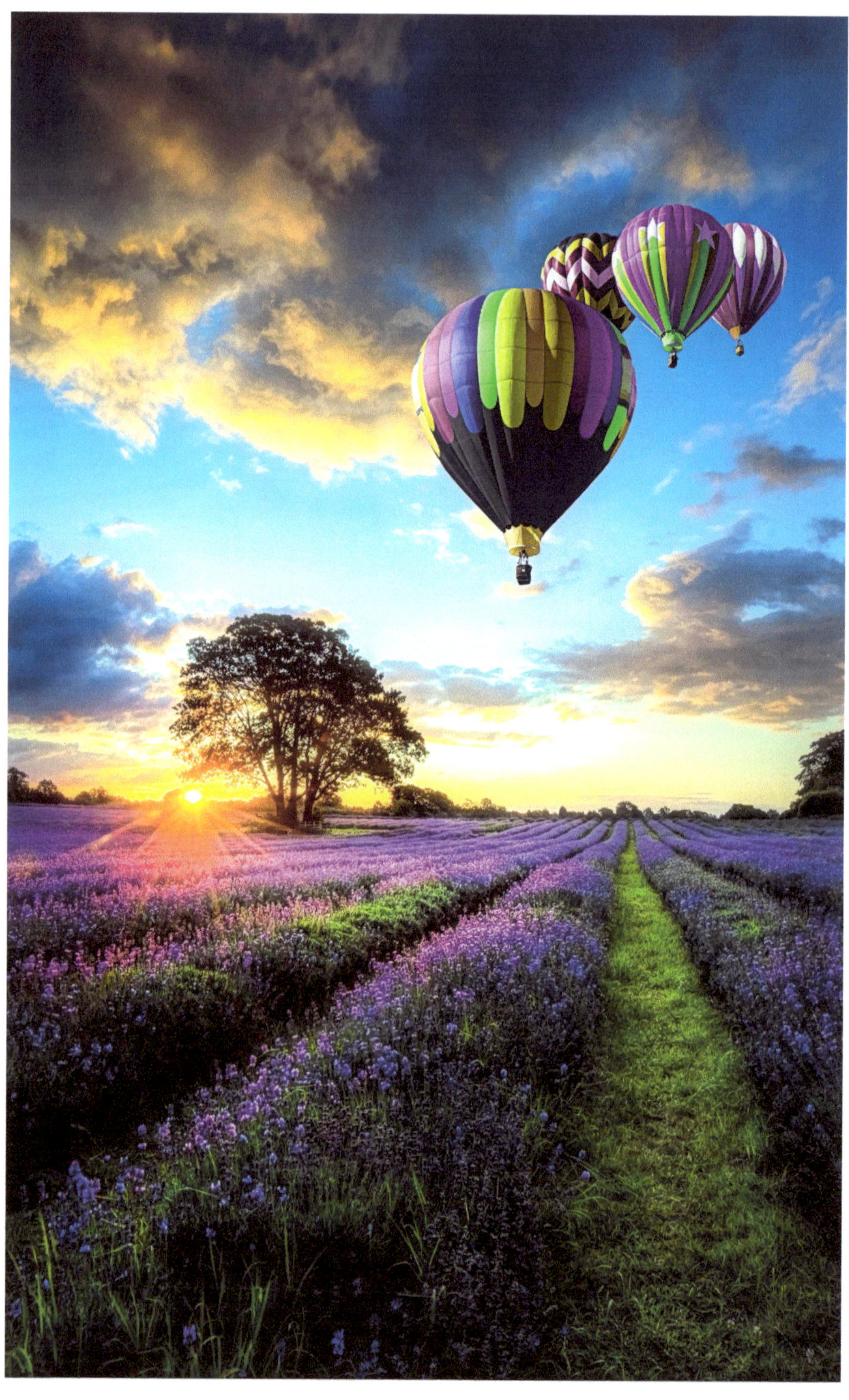

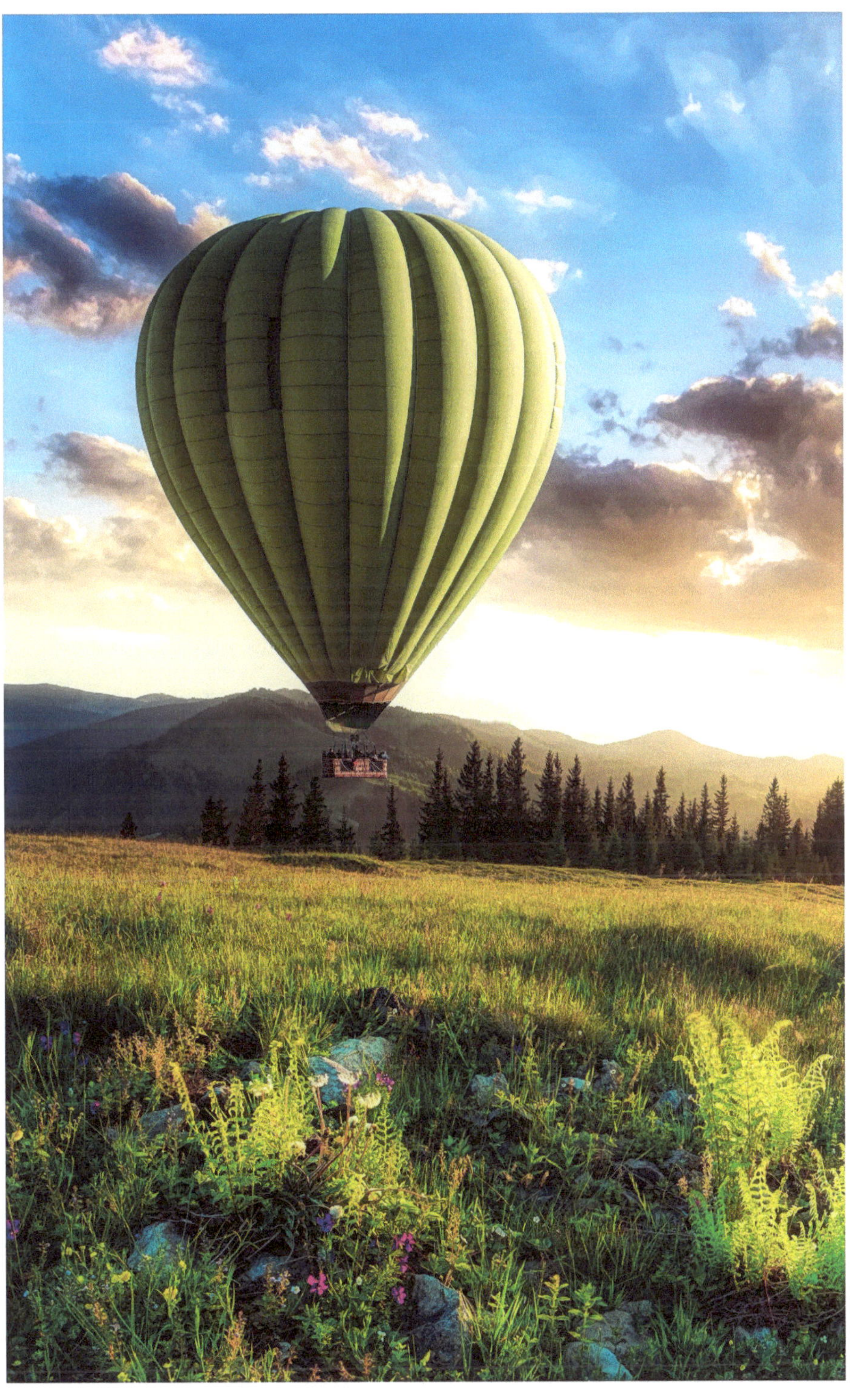

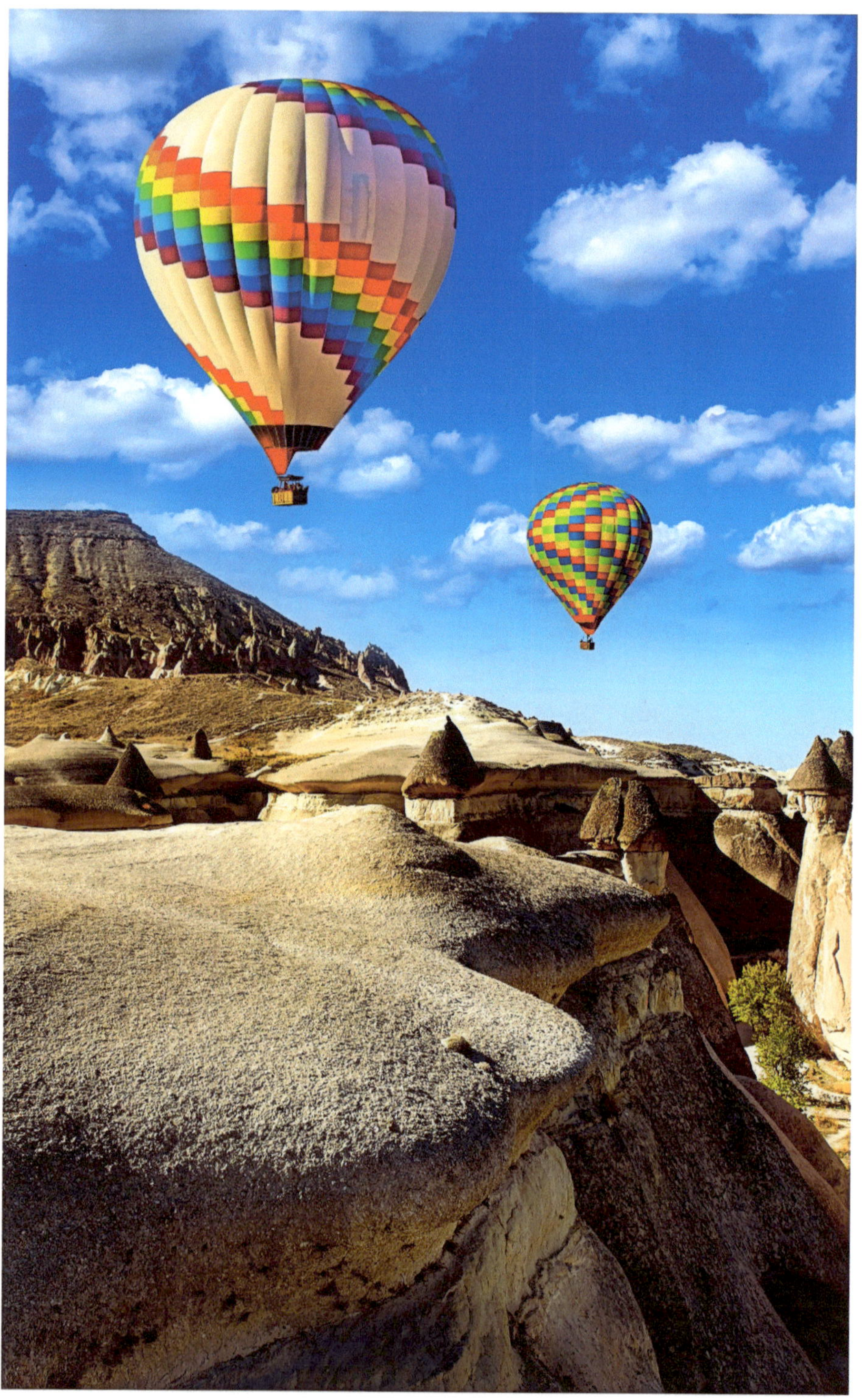

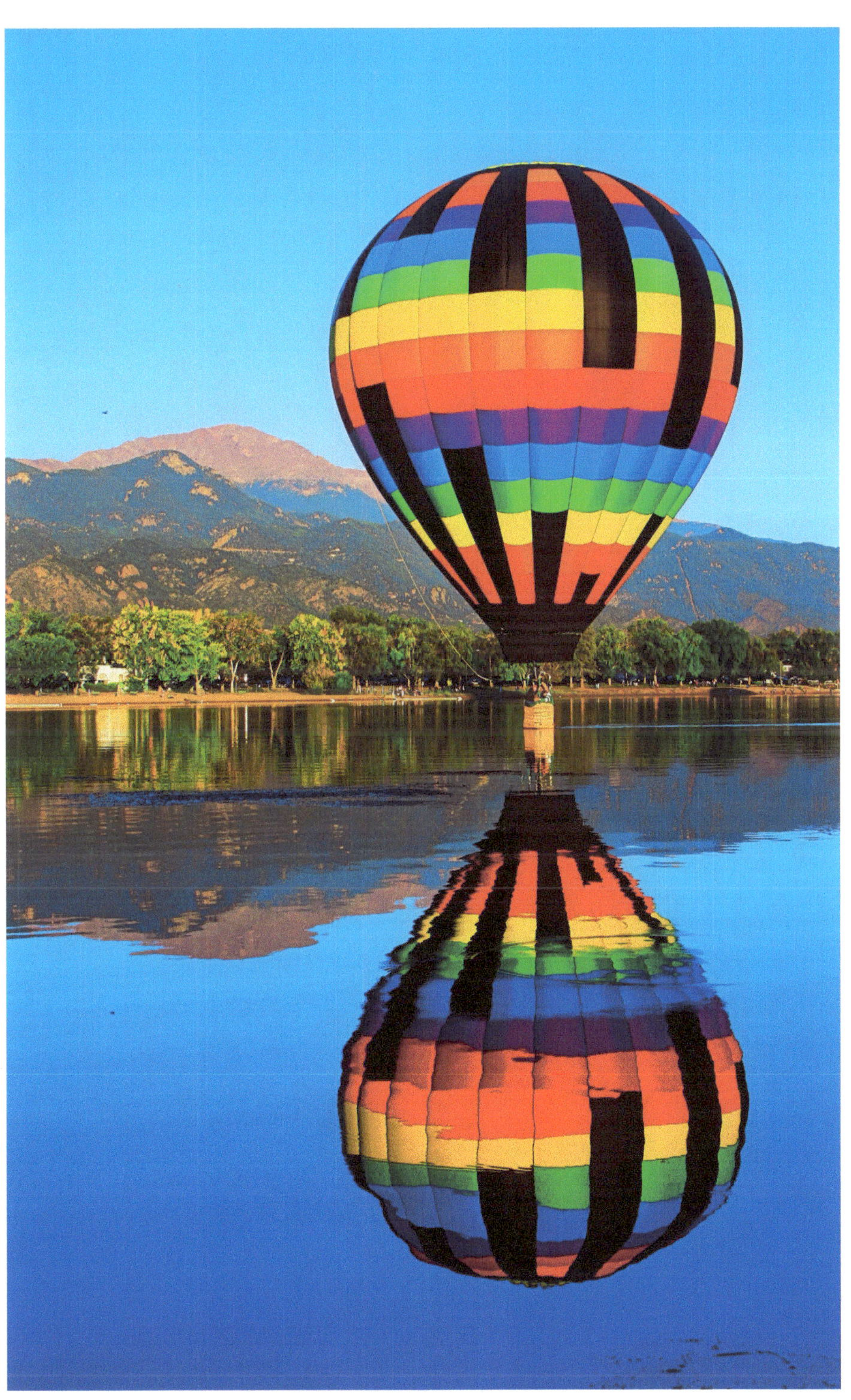

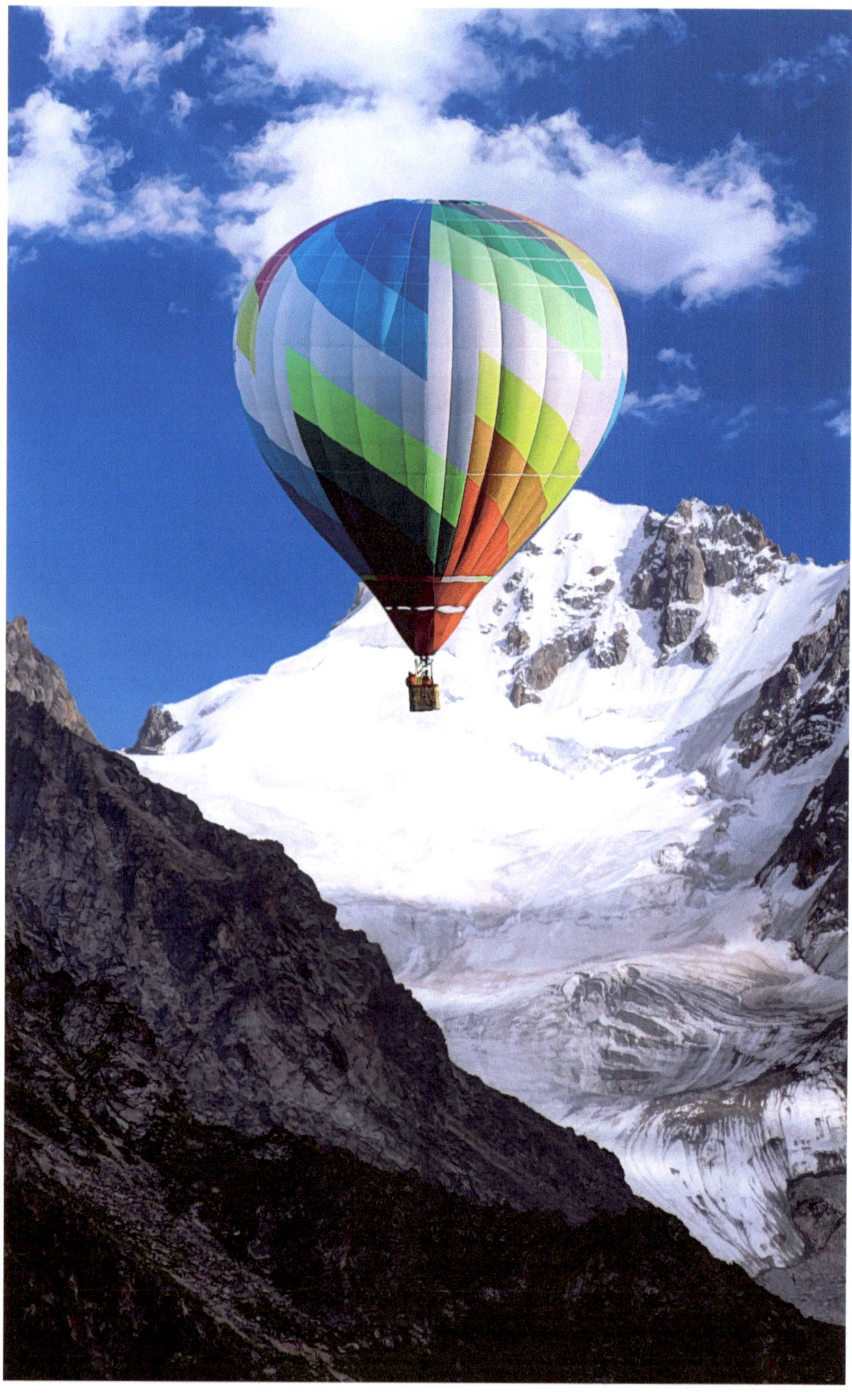

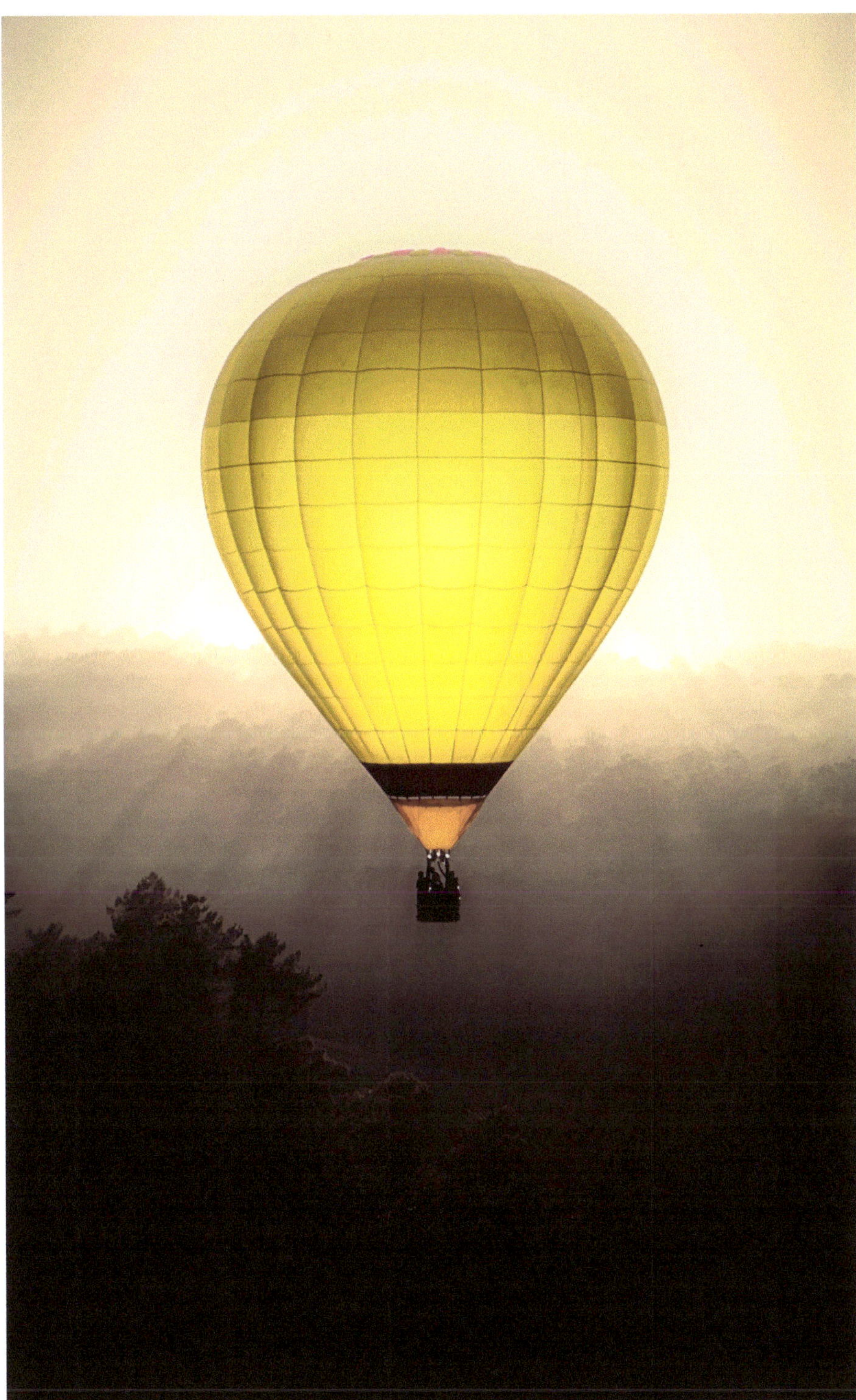

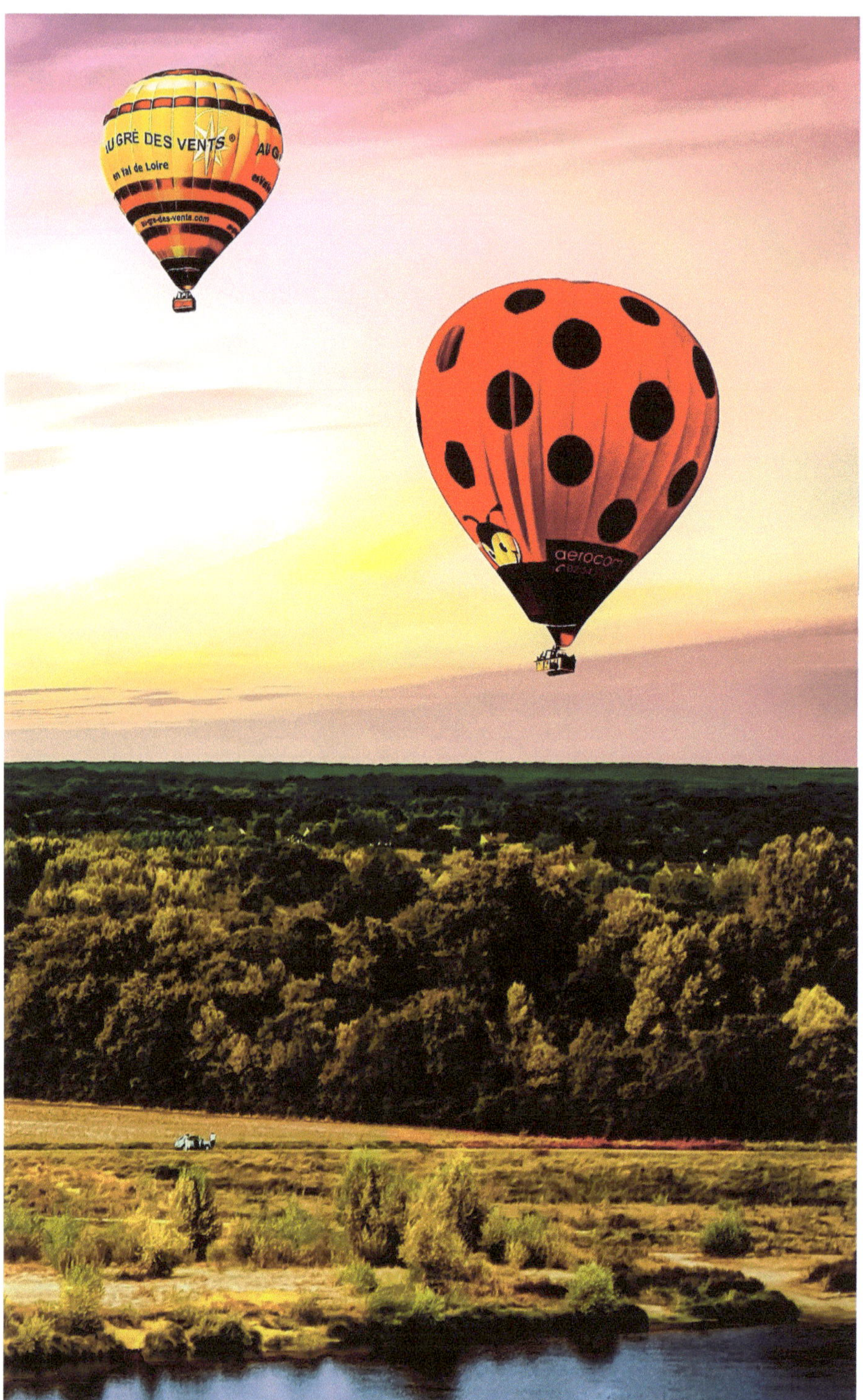

AU GRÉ DES VENTS
en Val de Loire
augre-des-vents.com
aerocom

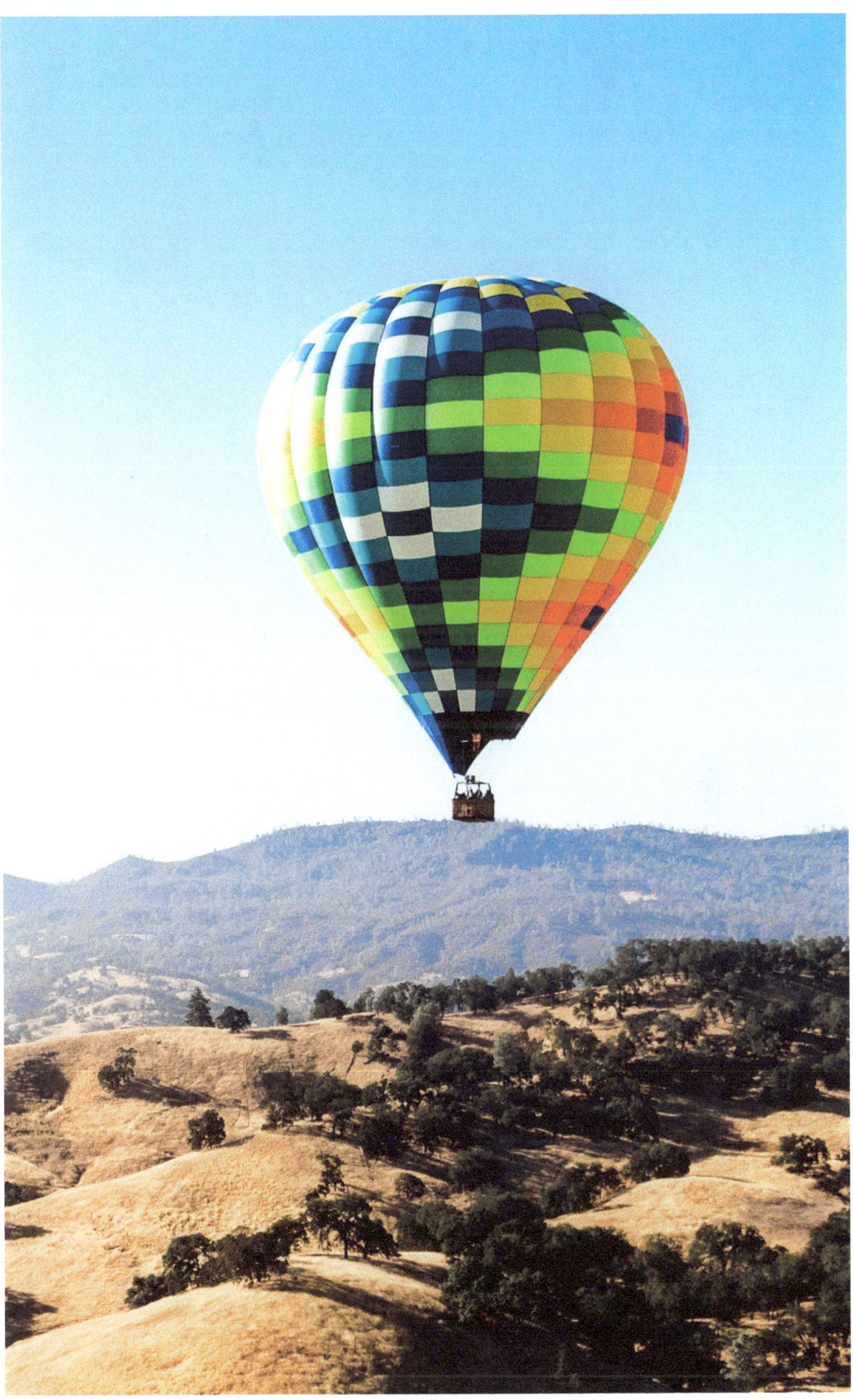

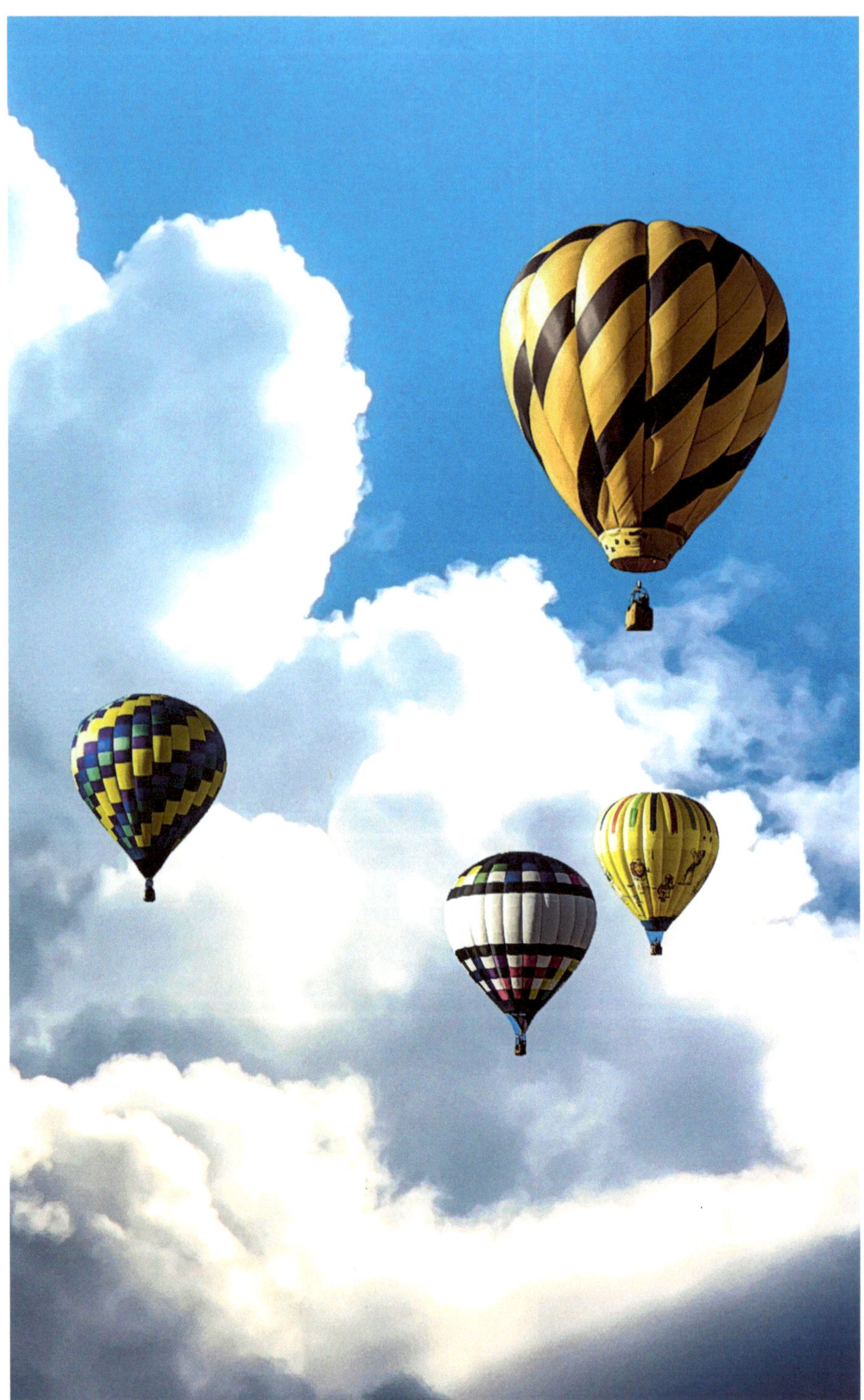

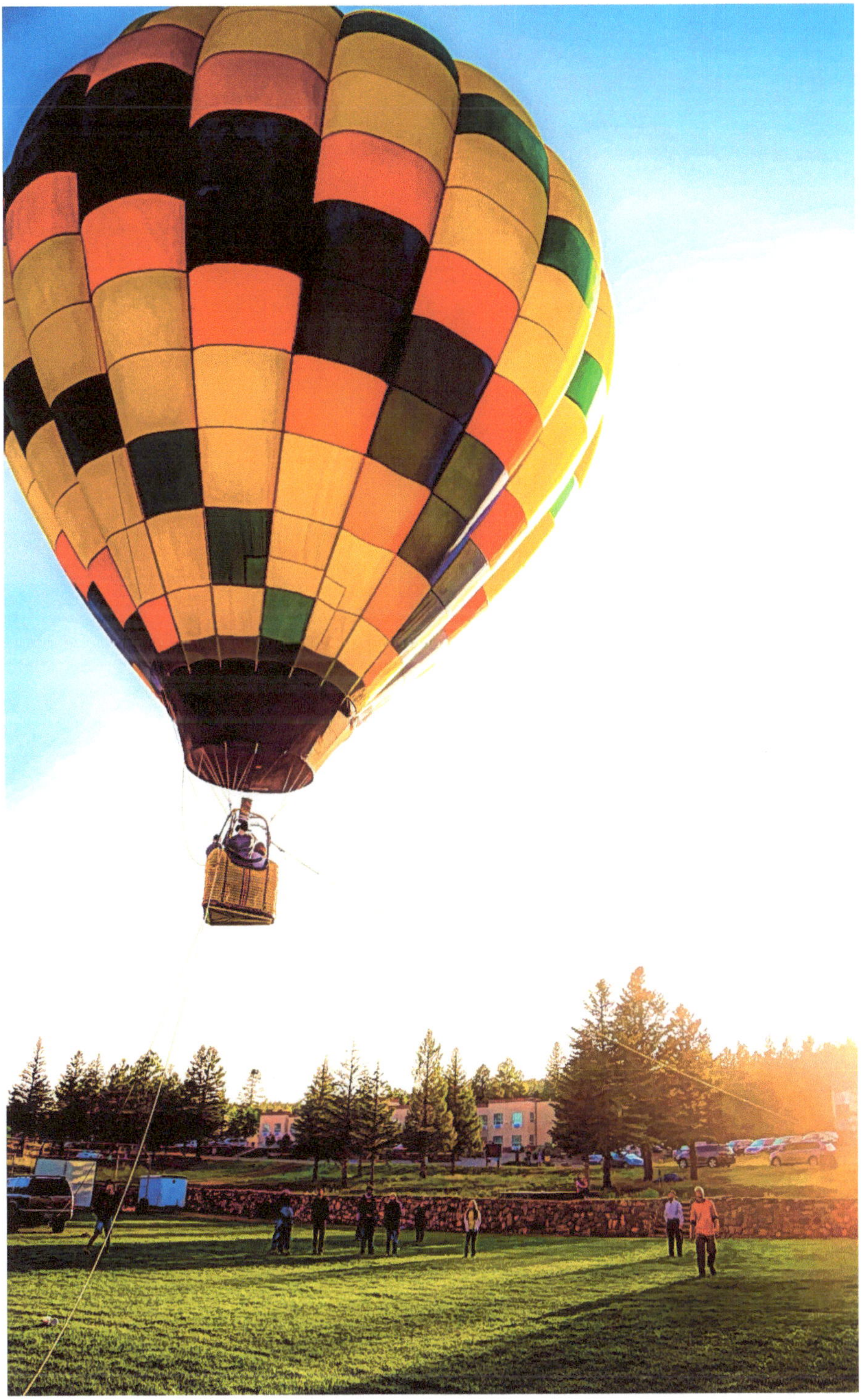

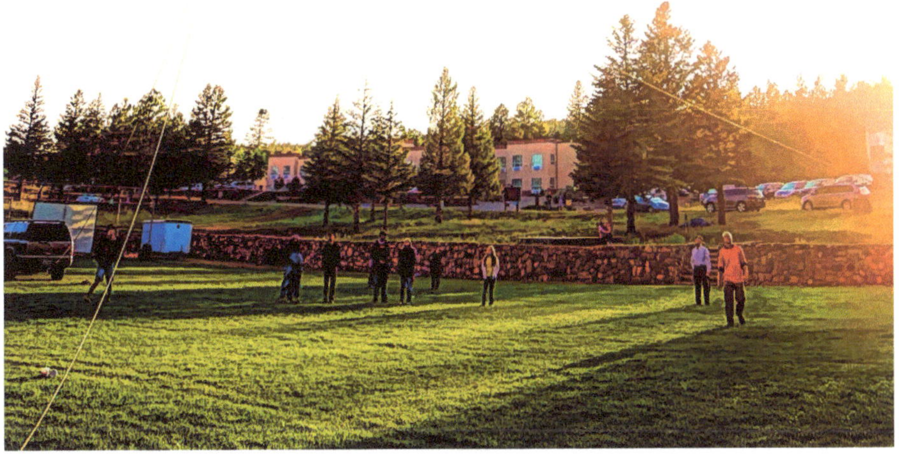

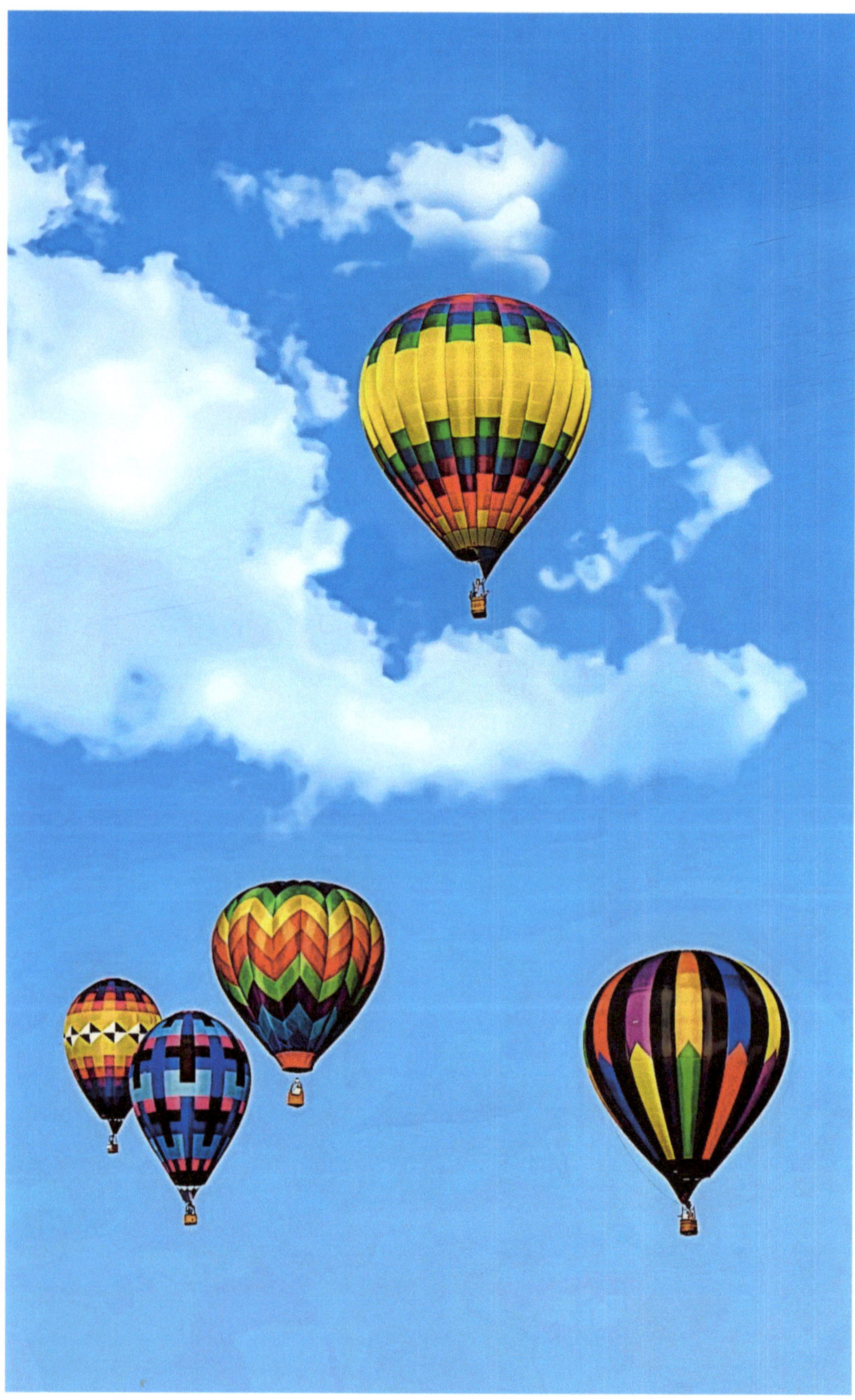

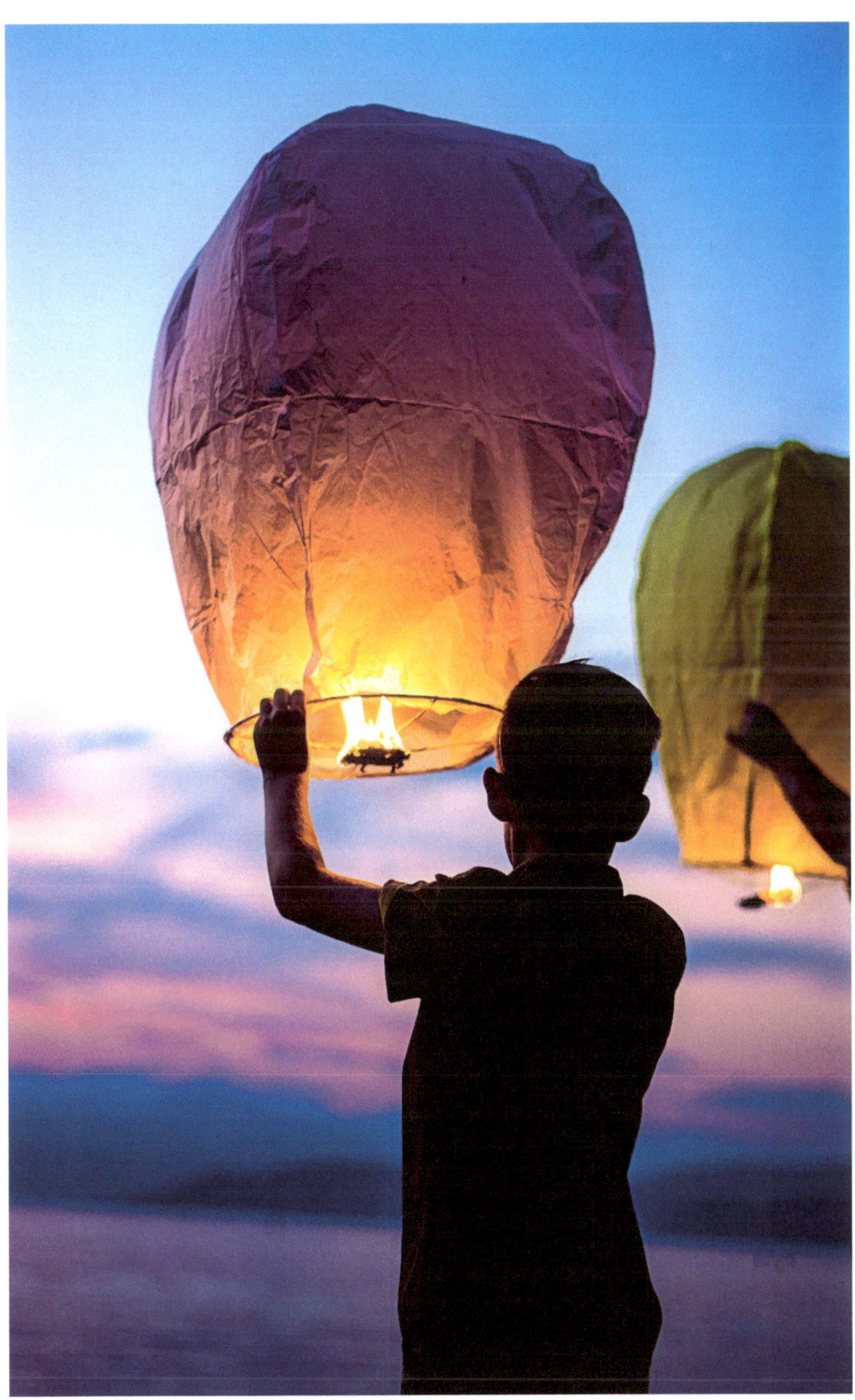

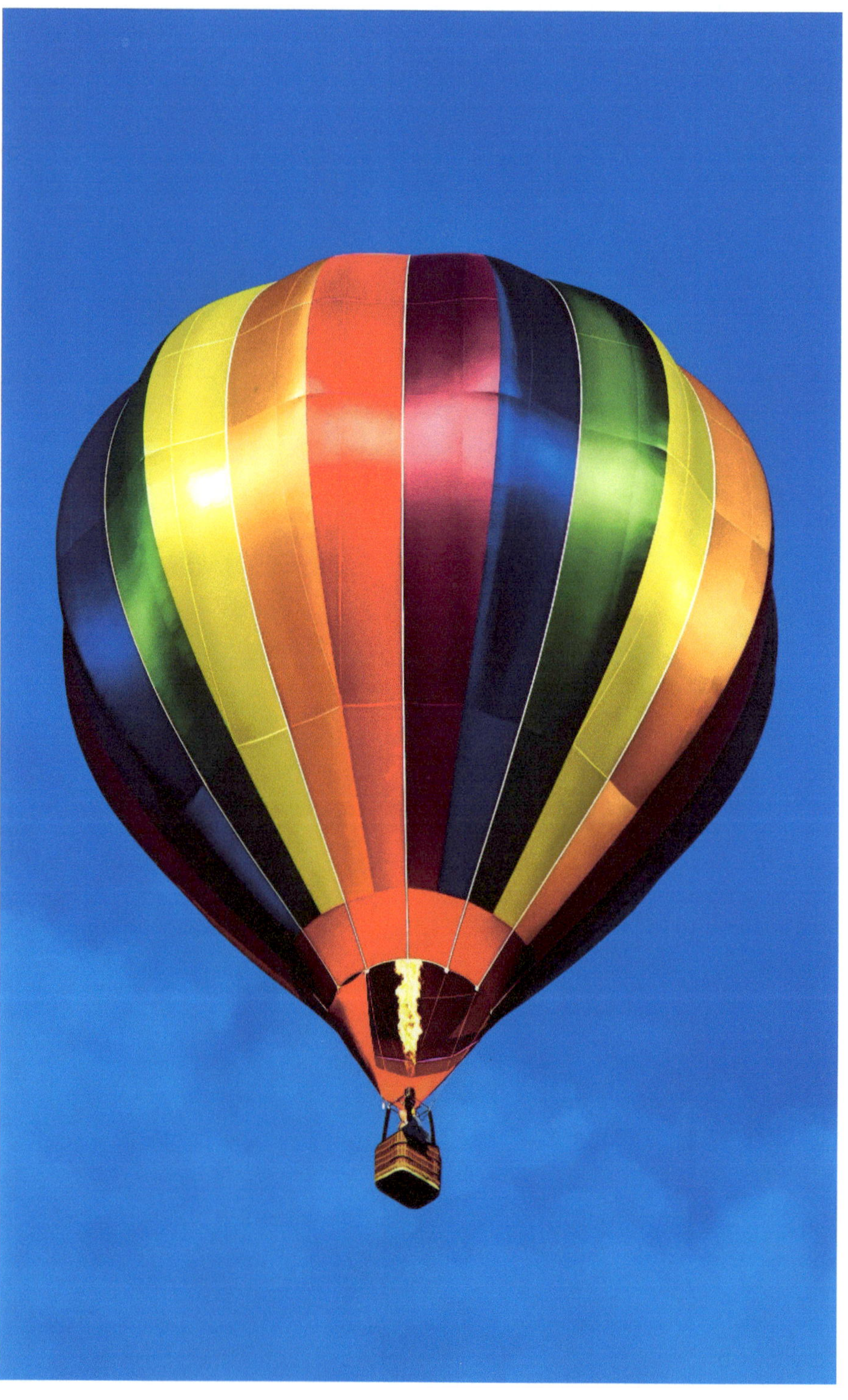

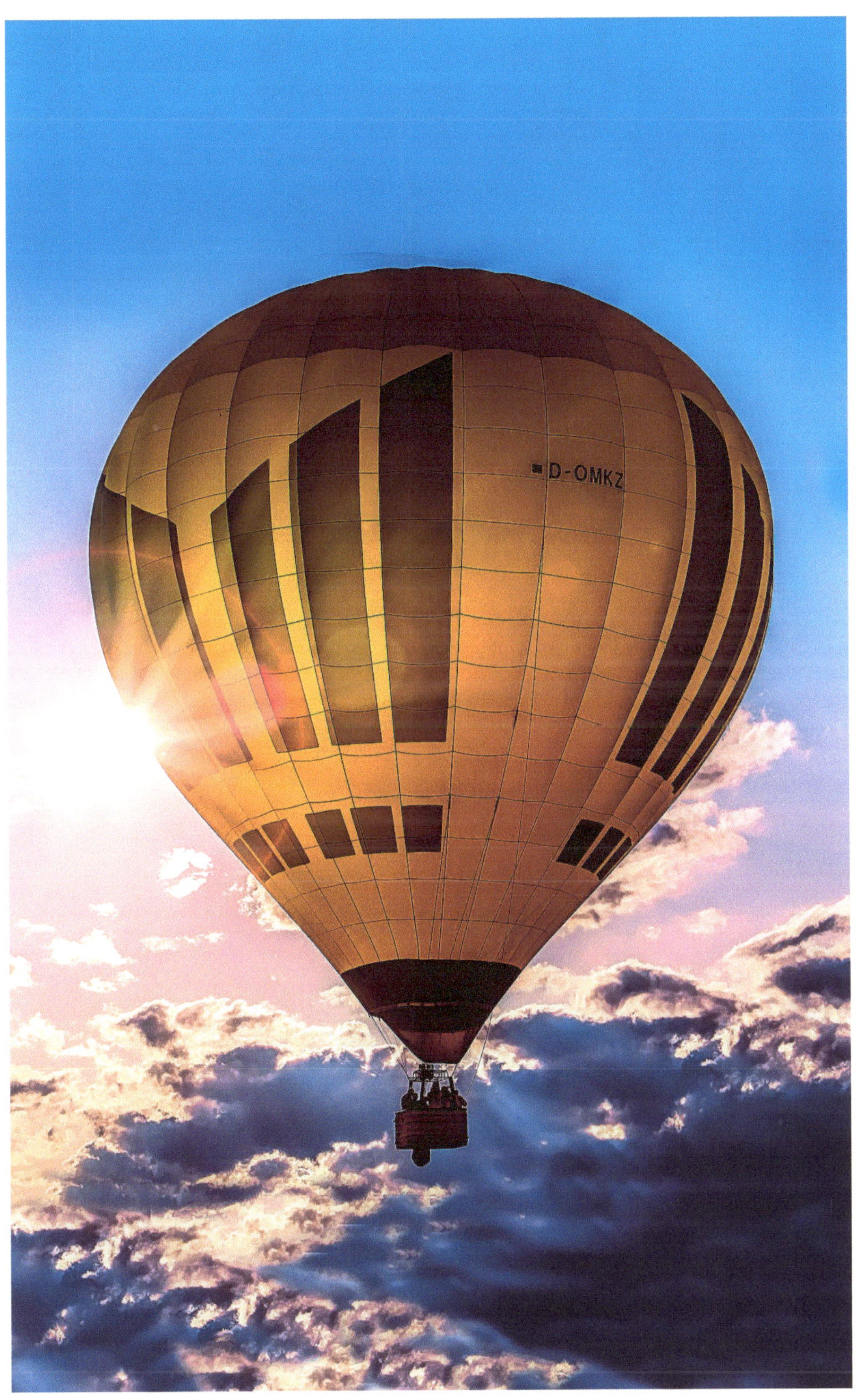
D-OMKZ

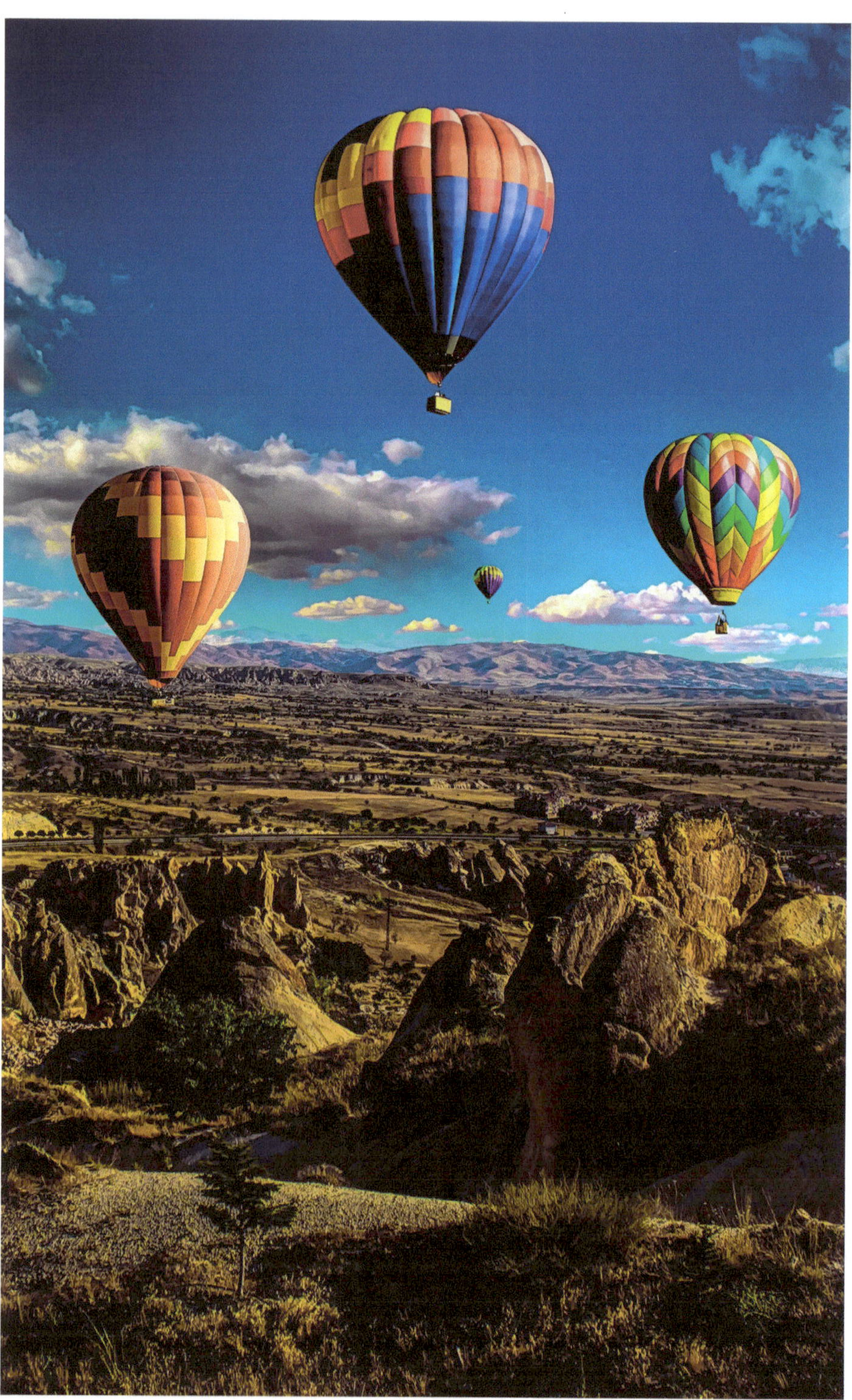

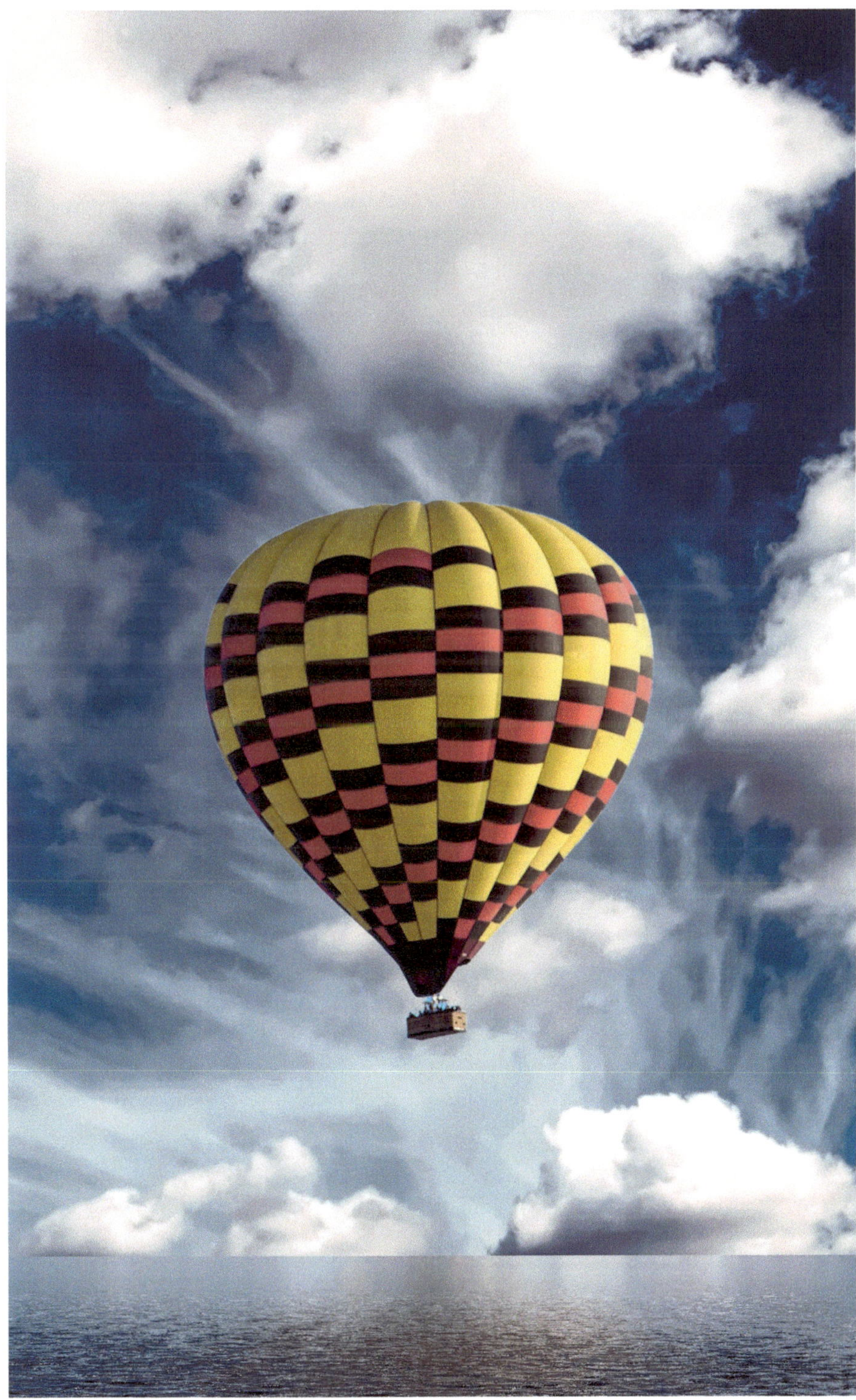

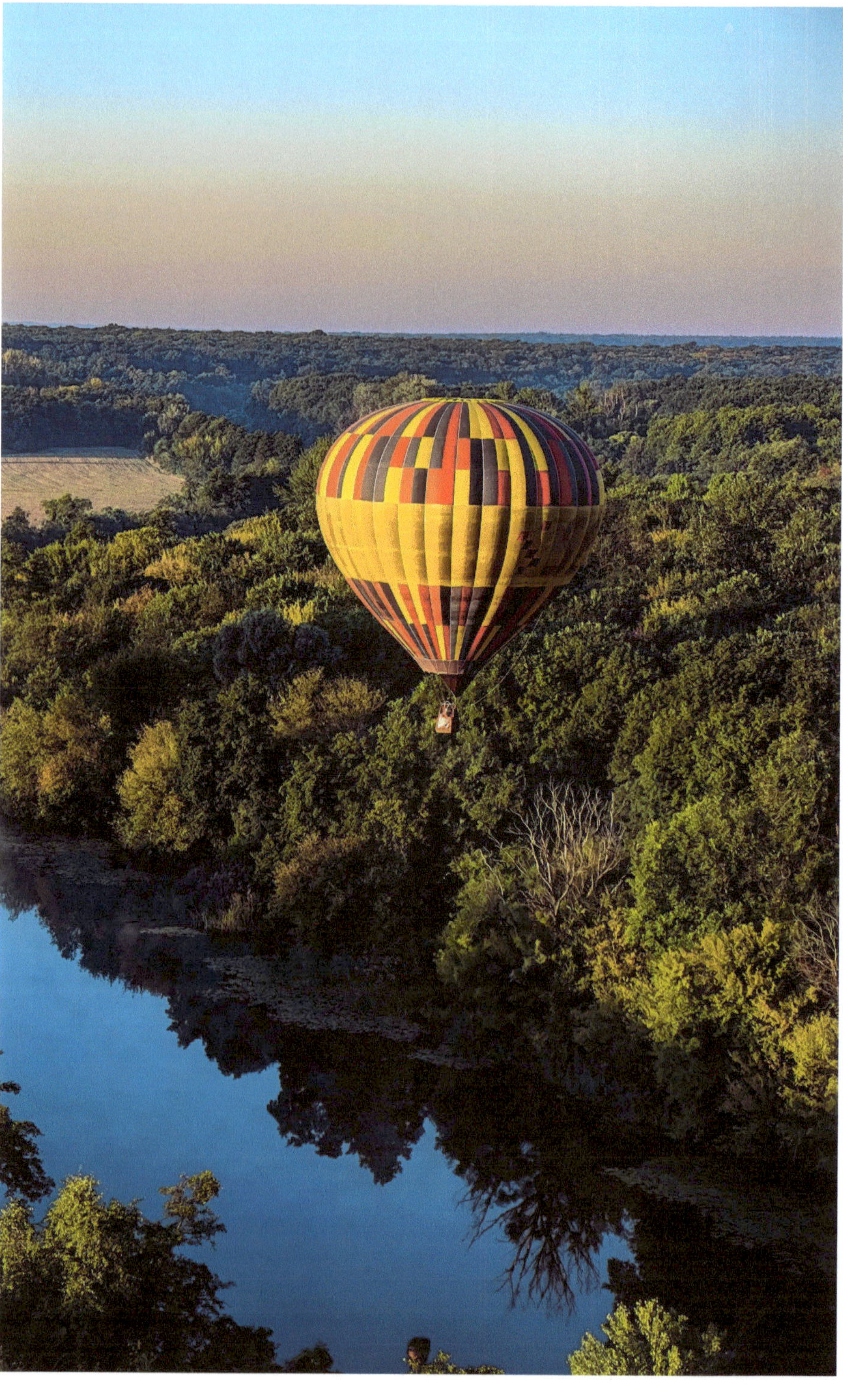

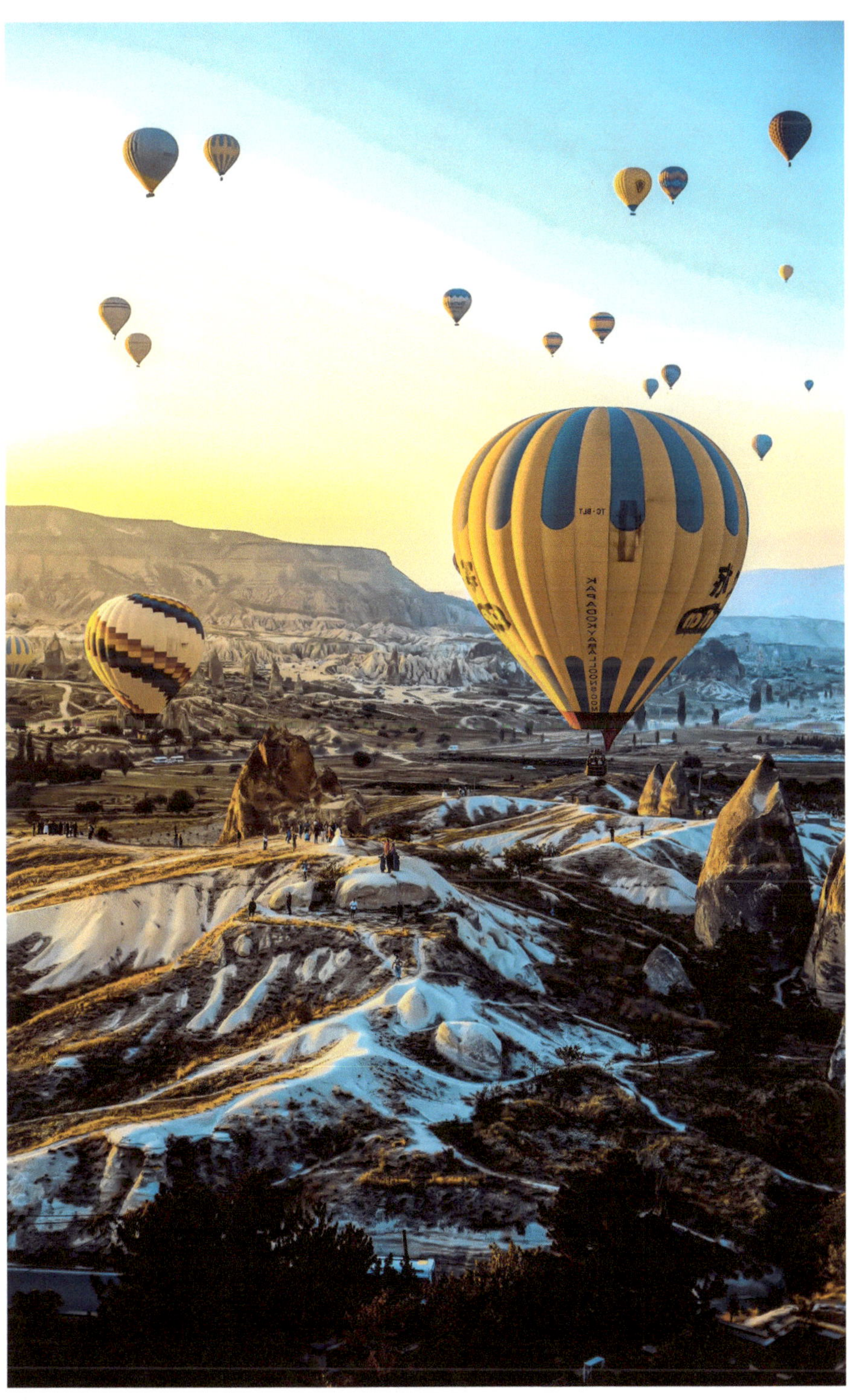

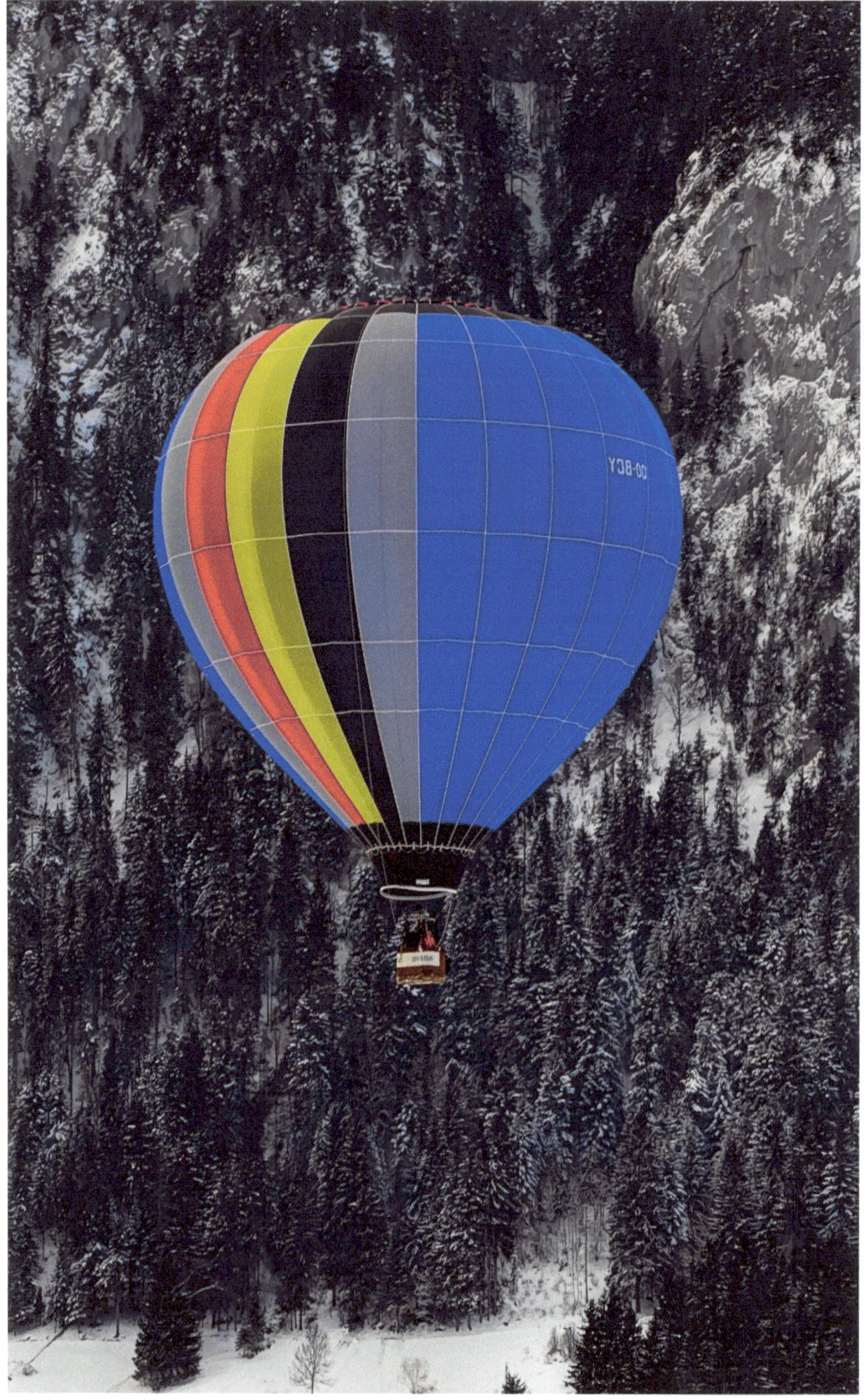

OO-BCY

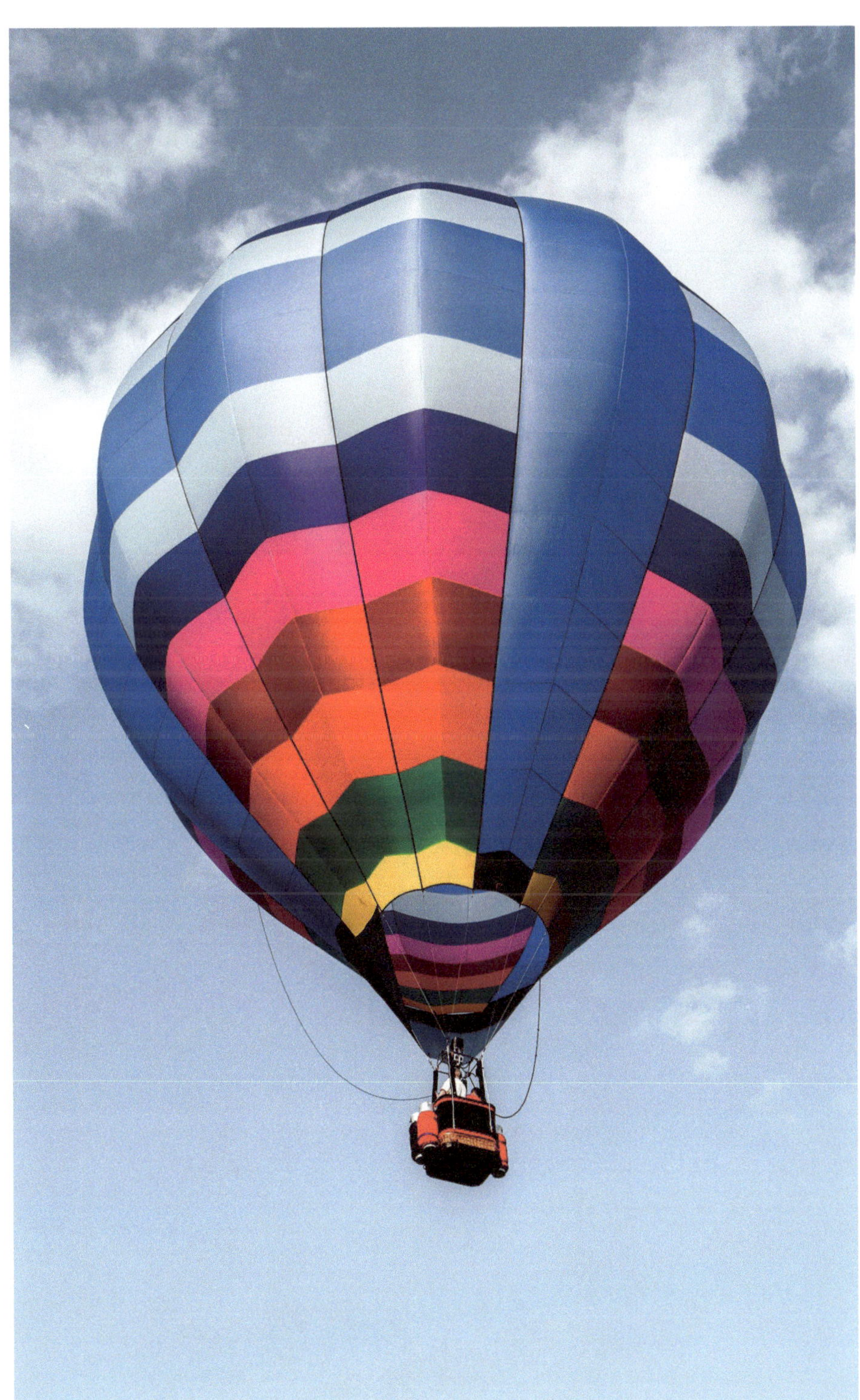

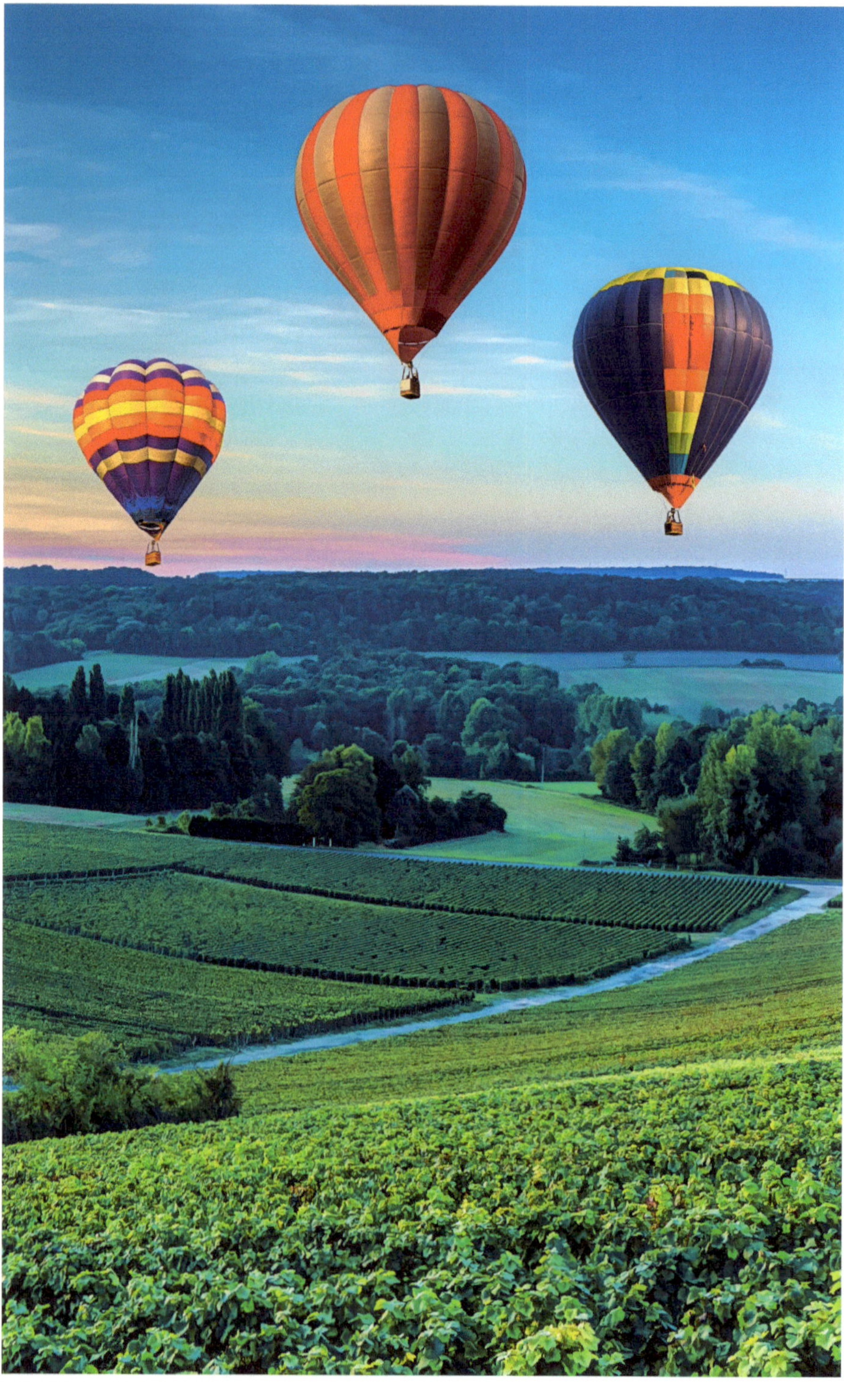

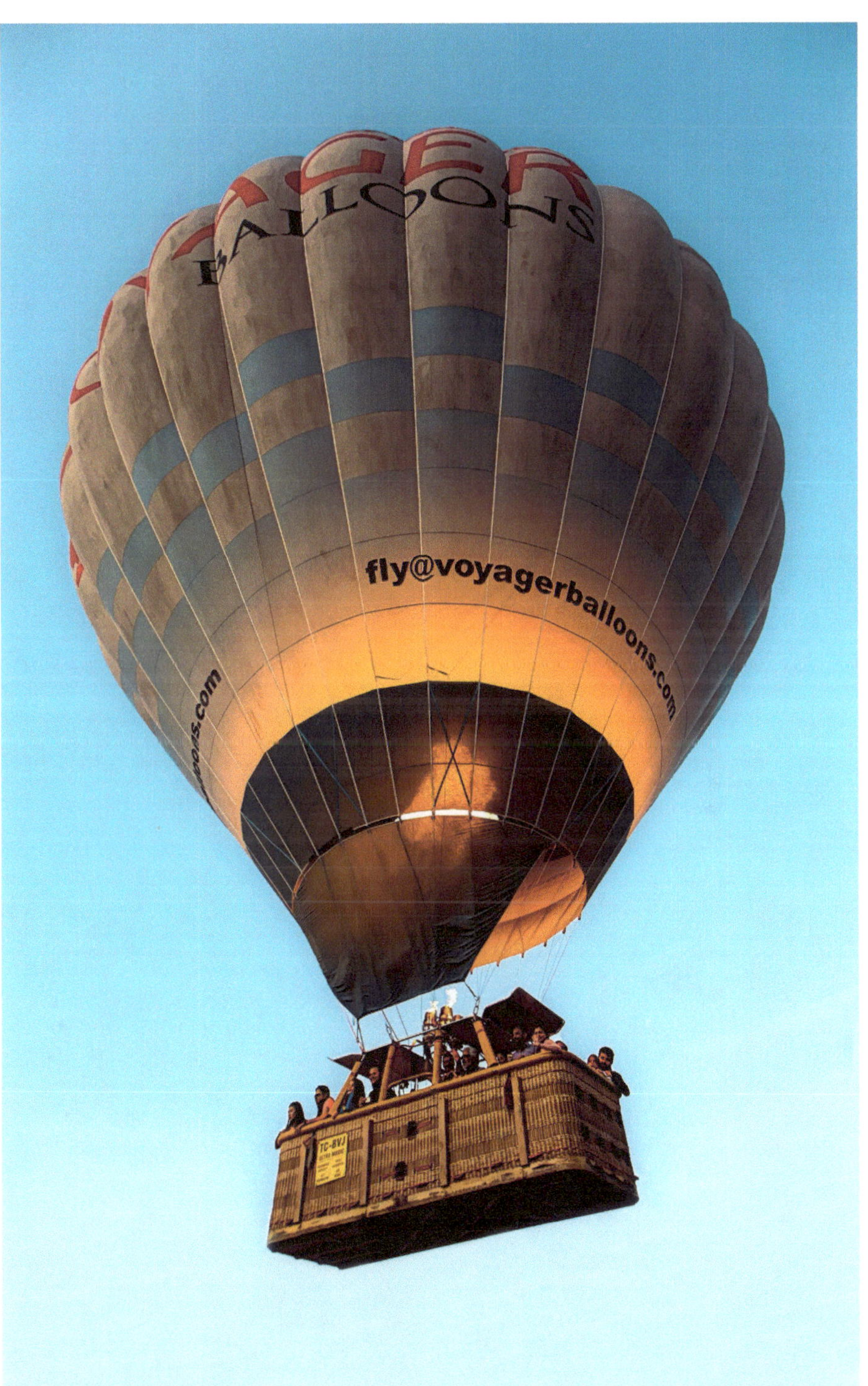

VOYAGER
BALLOONS
fly@voyagerballoons.com
voyagerballoons.com
TC-BVJ

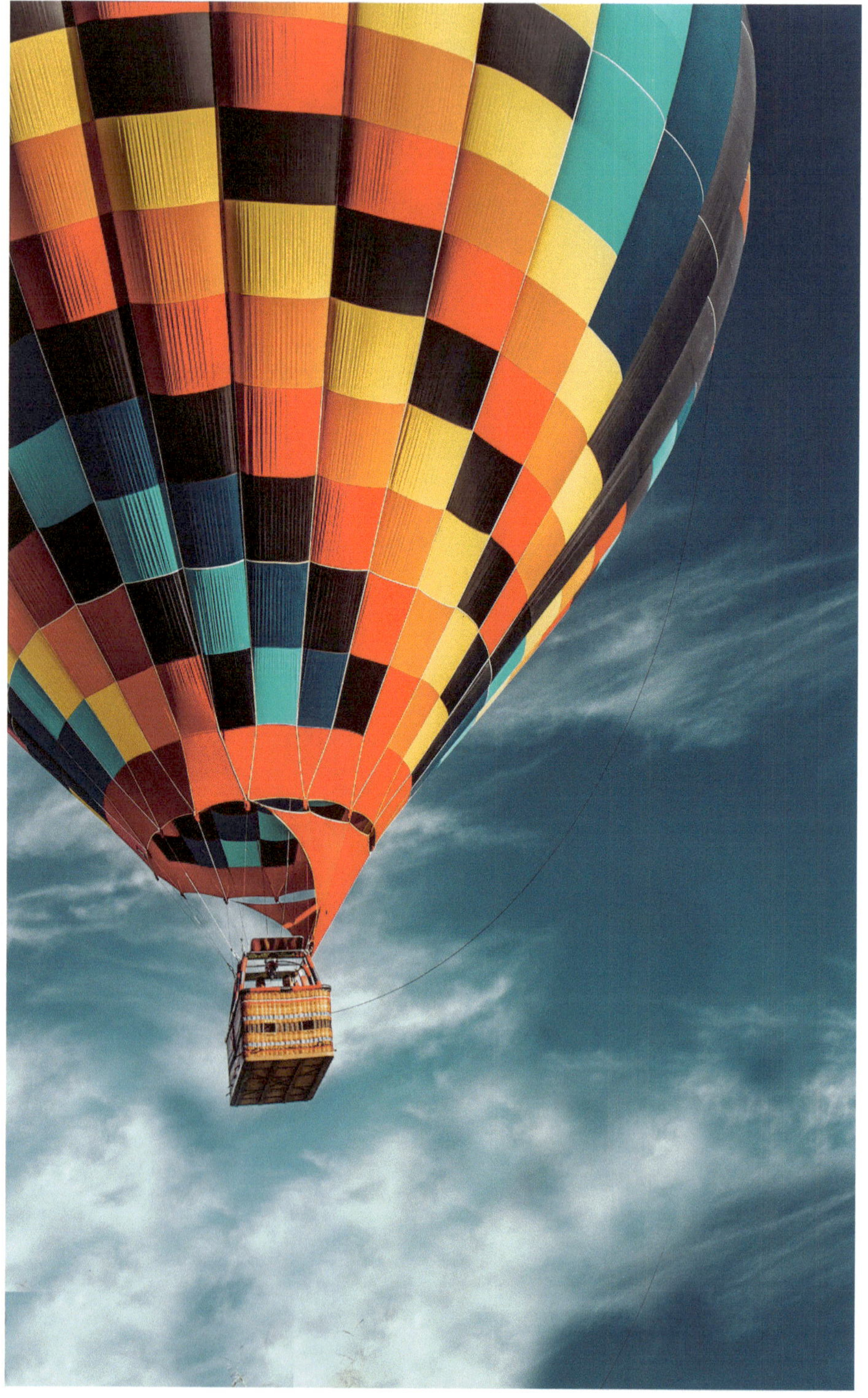

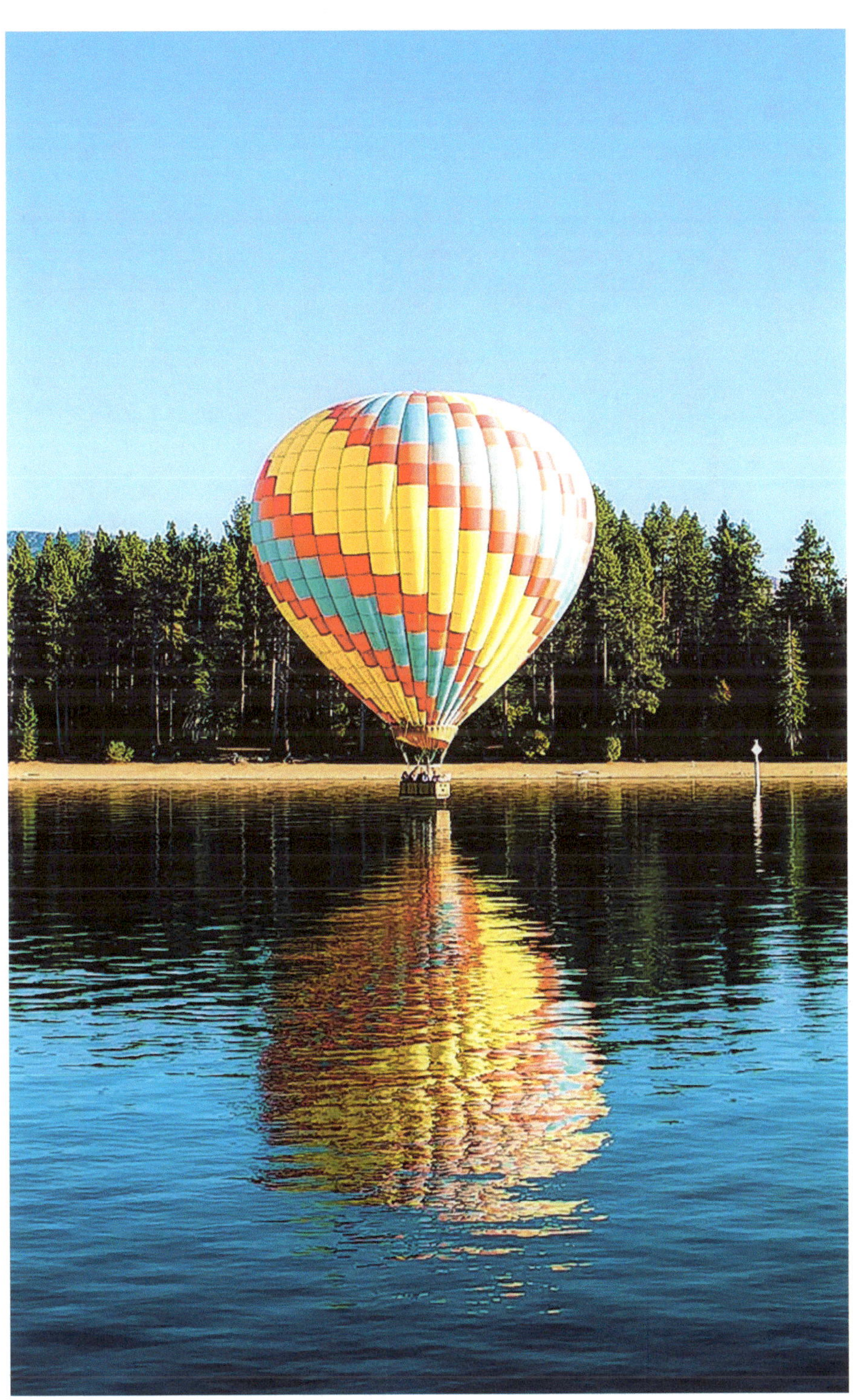

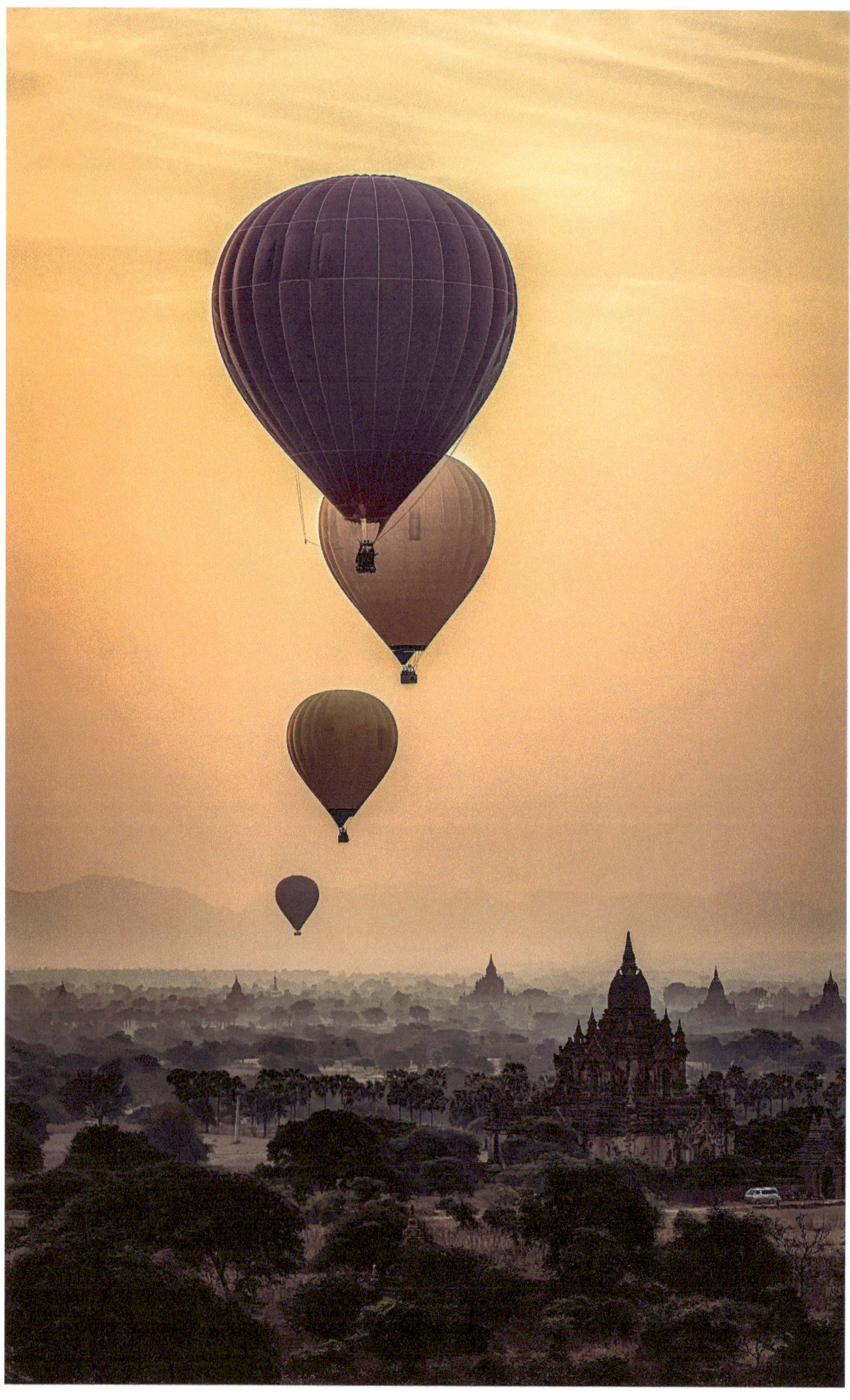

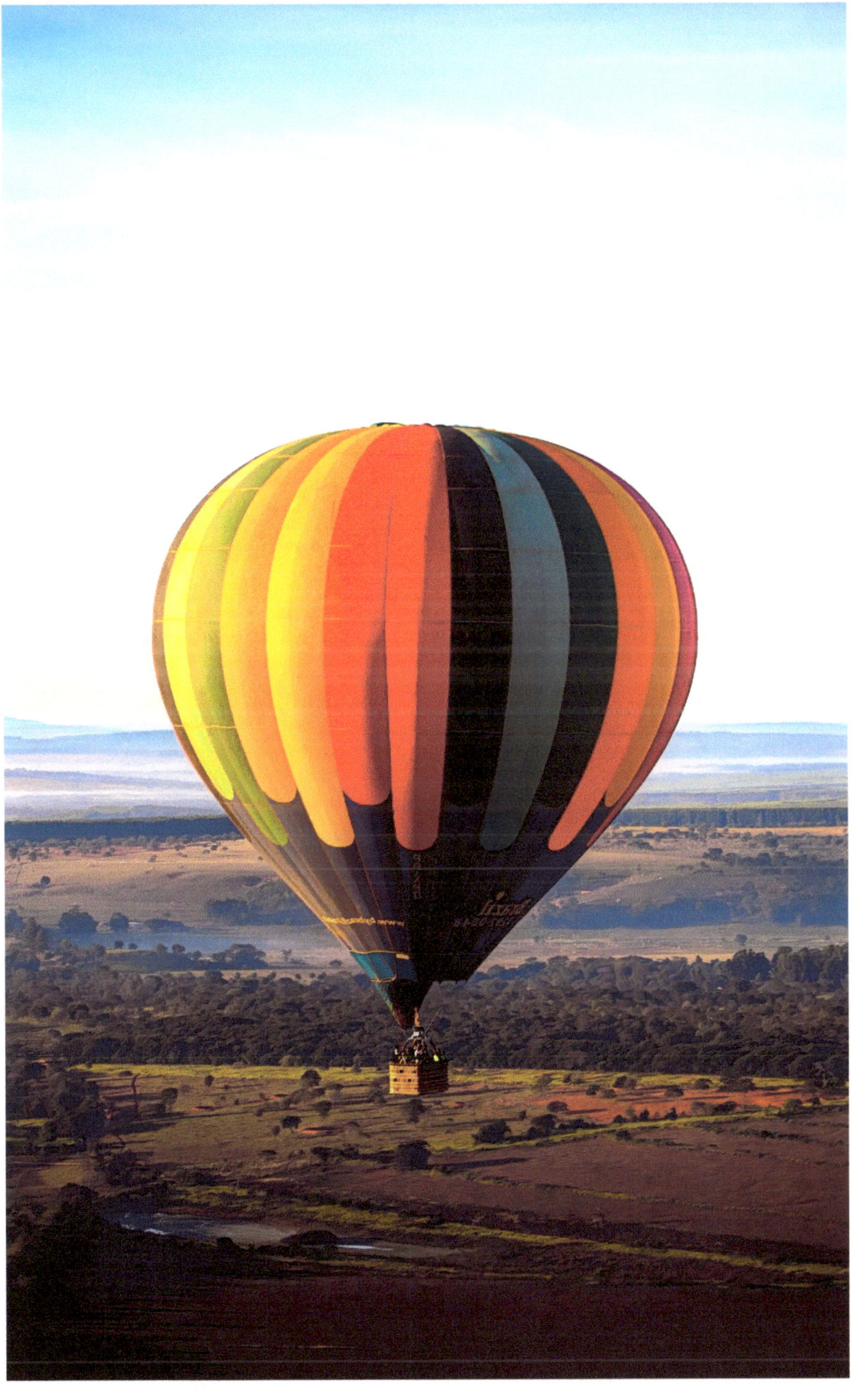

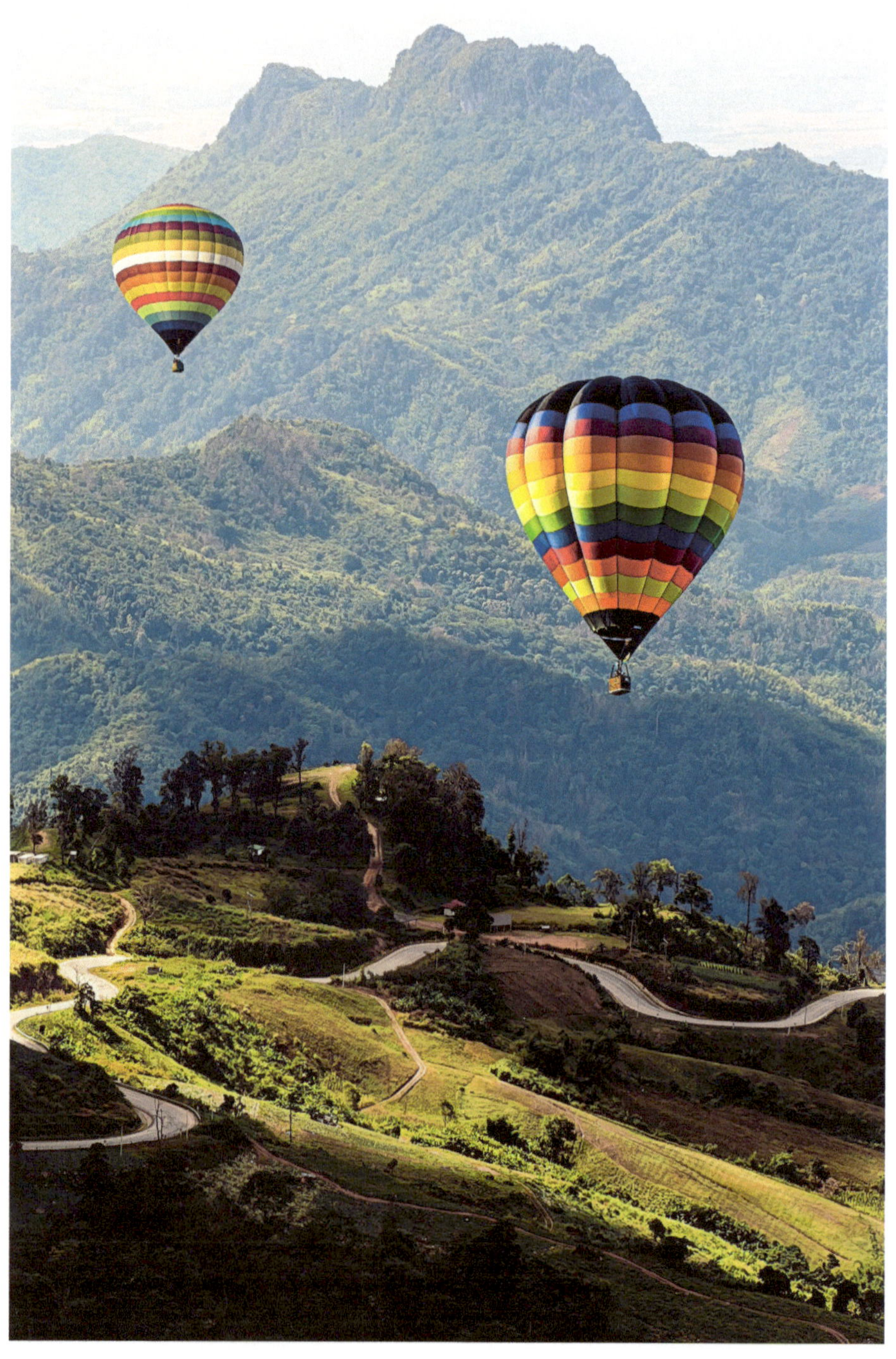

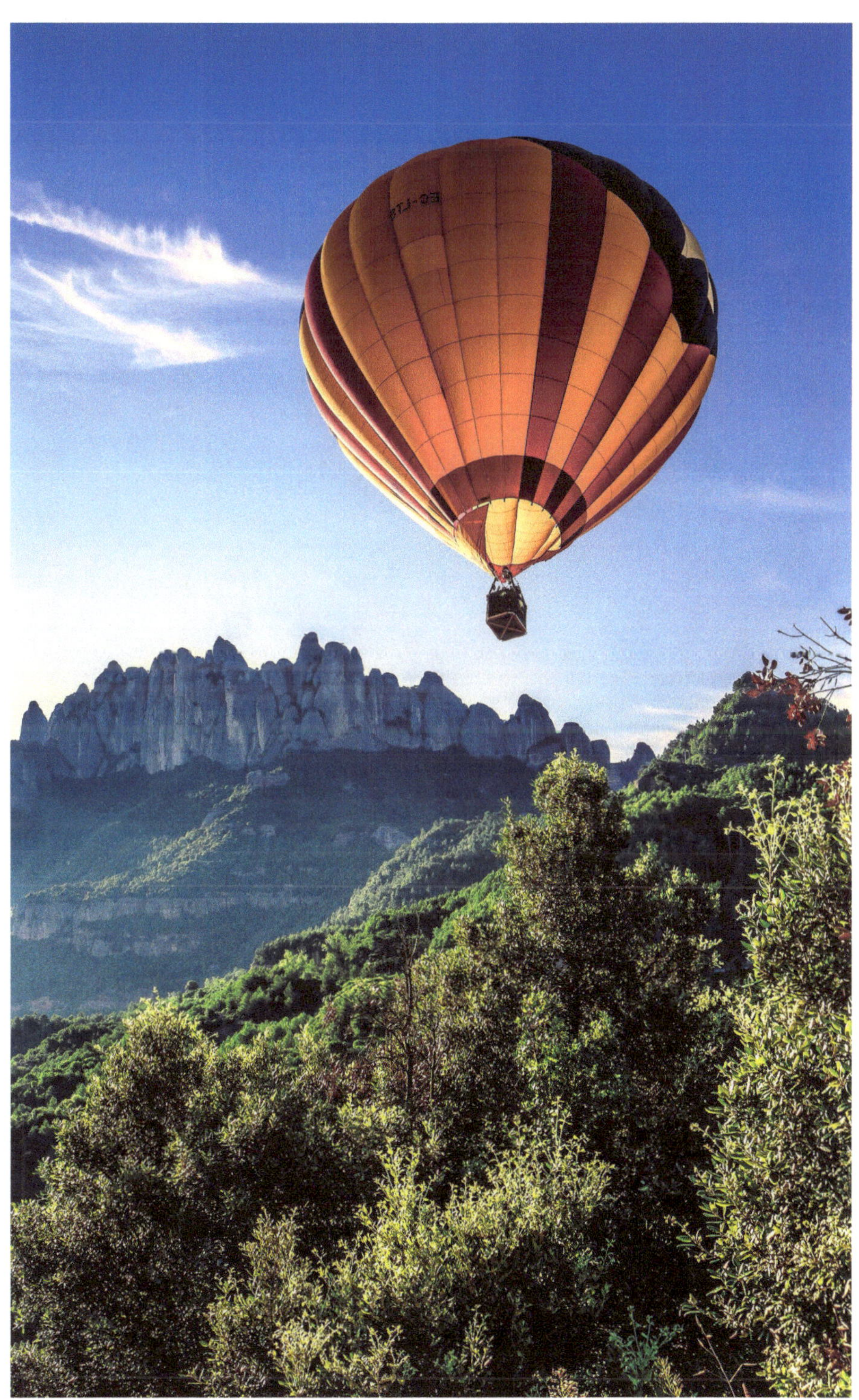

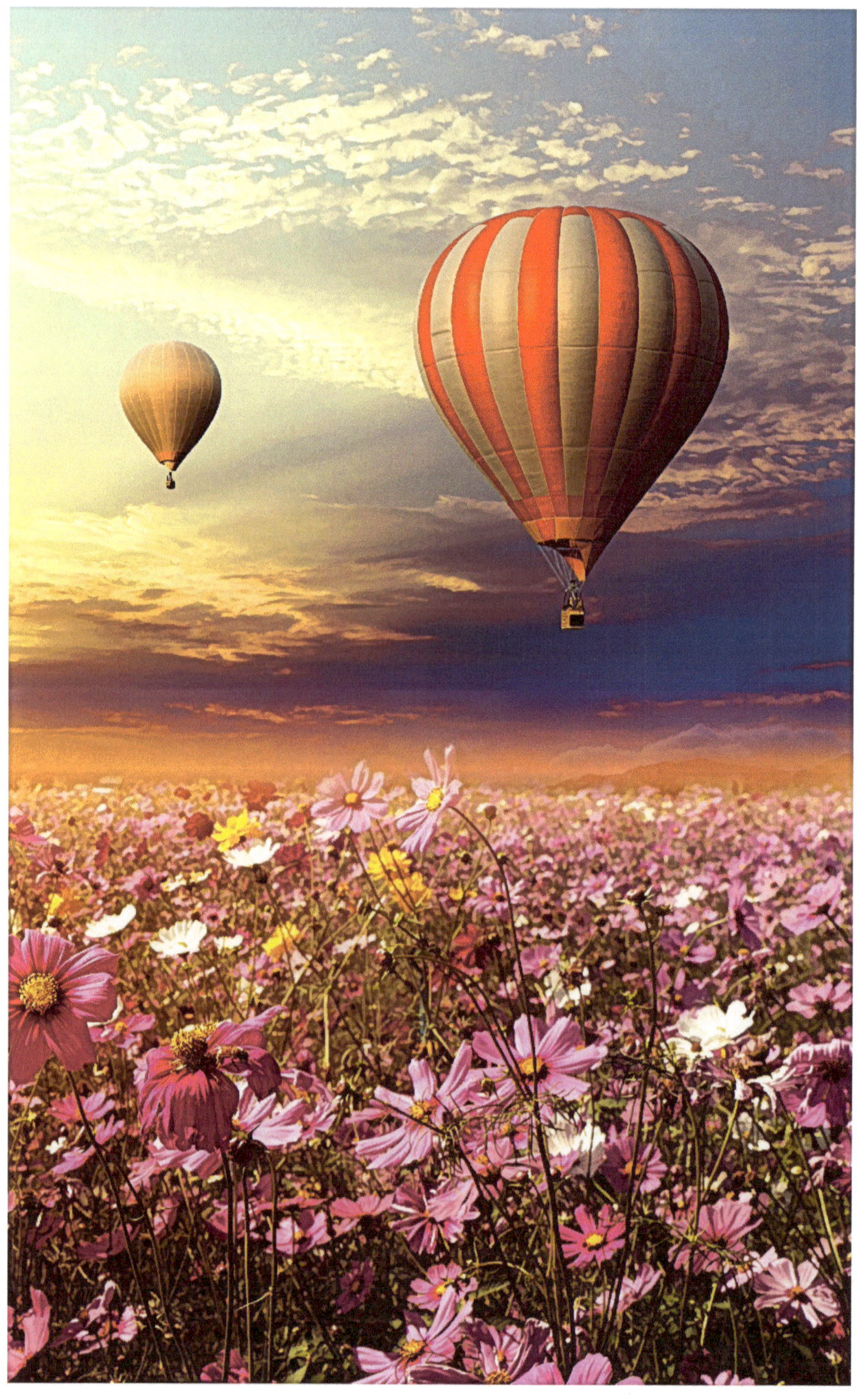

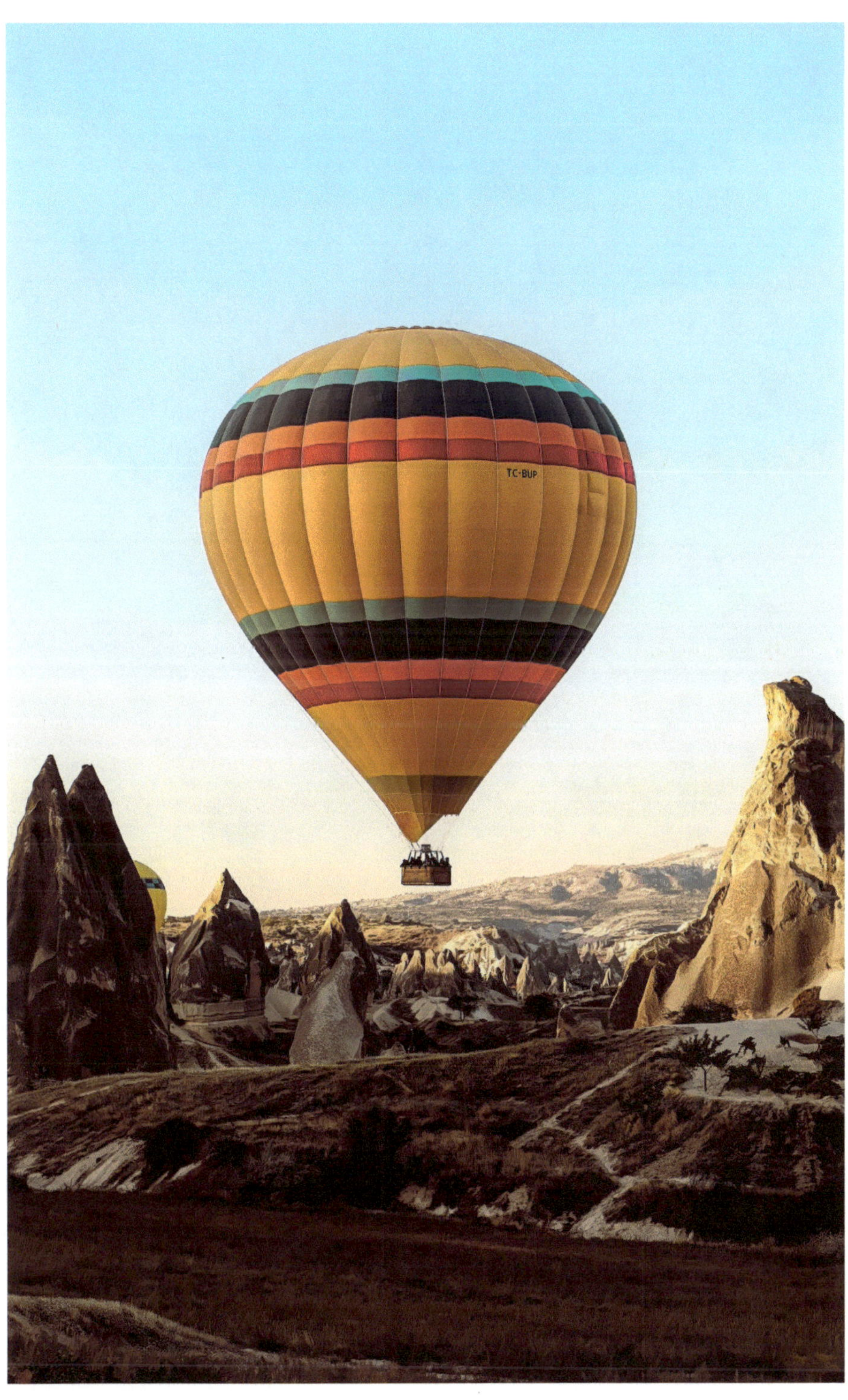
TC-BUP

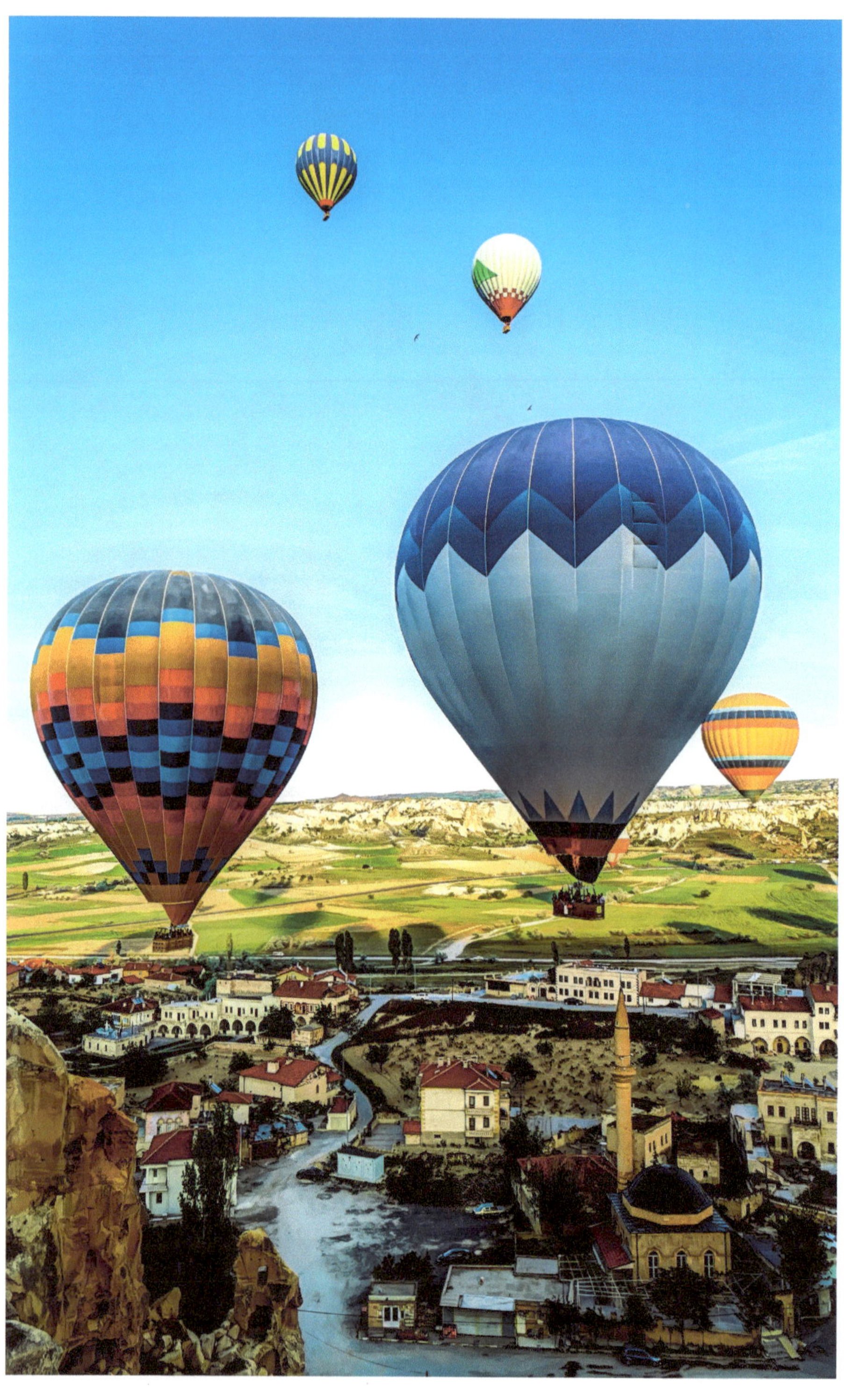

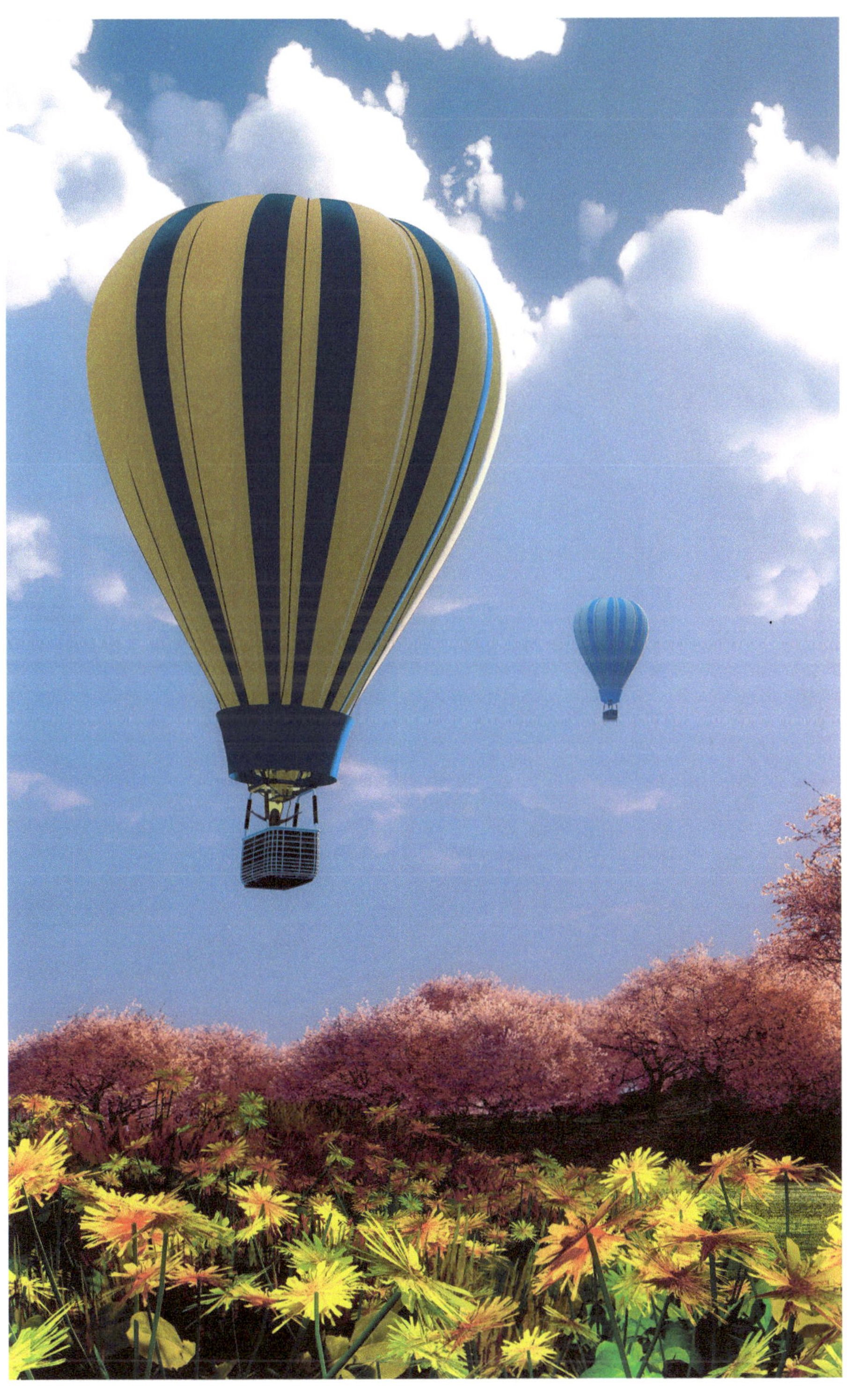

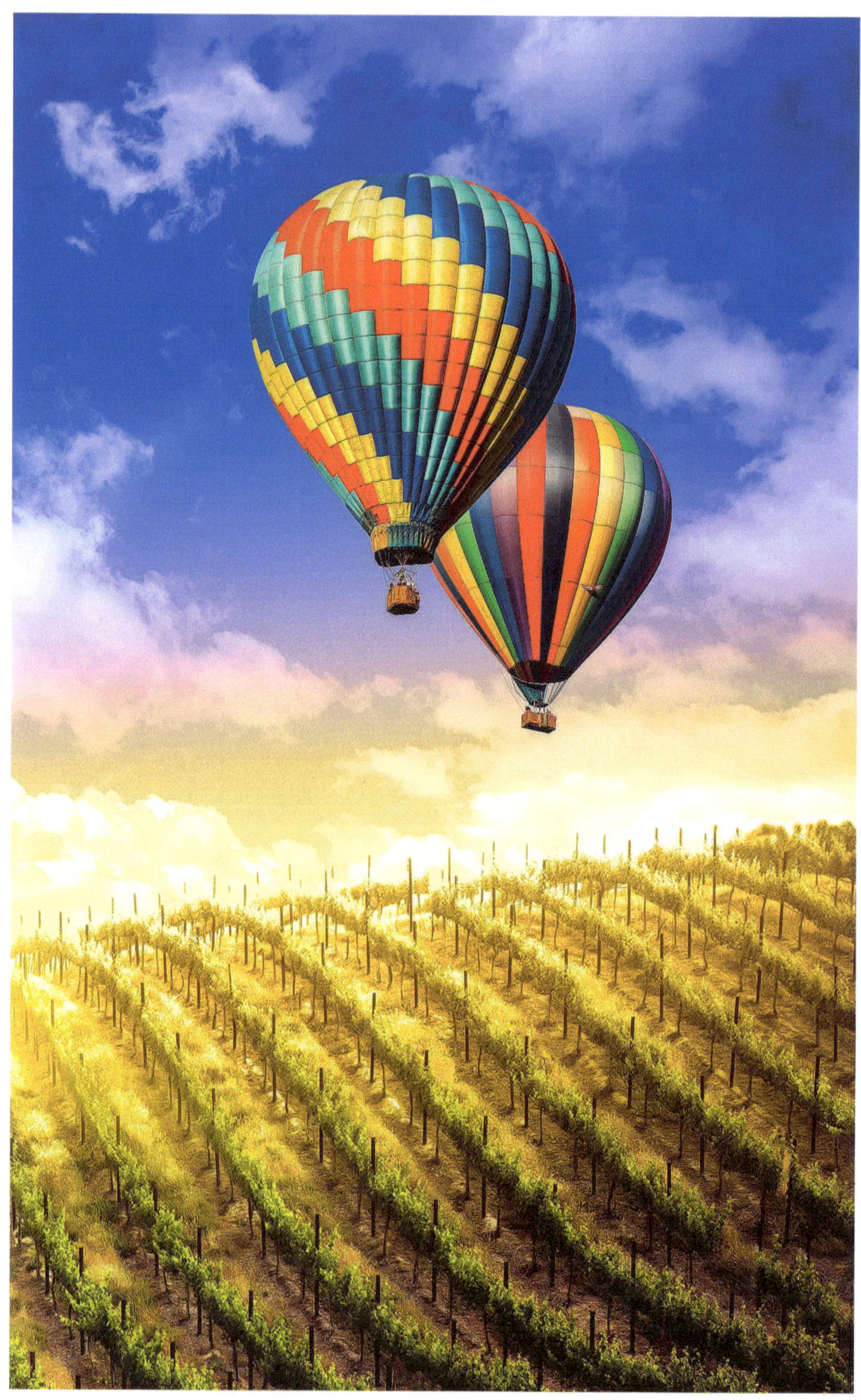

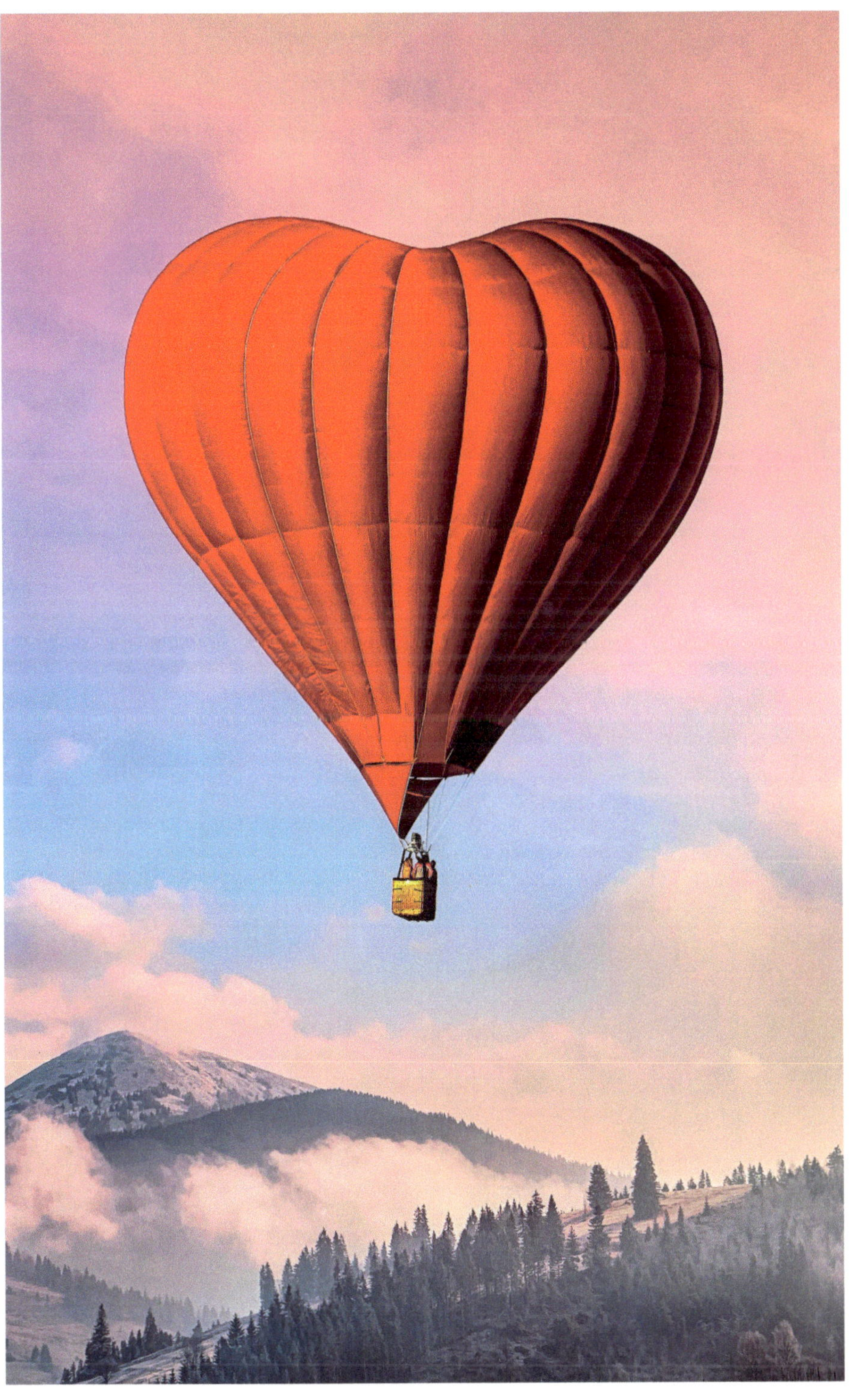

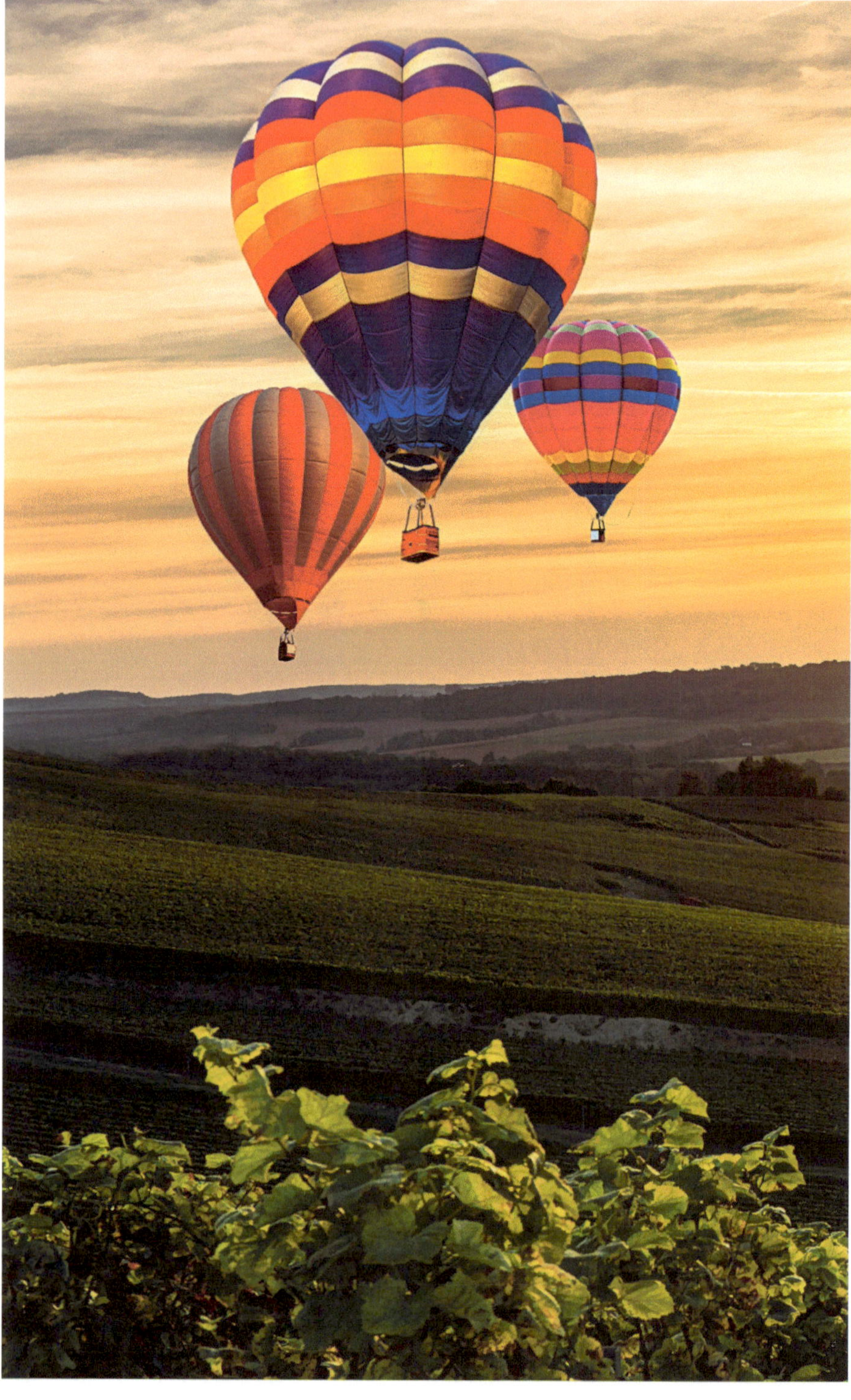

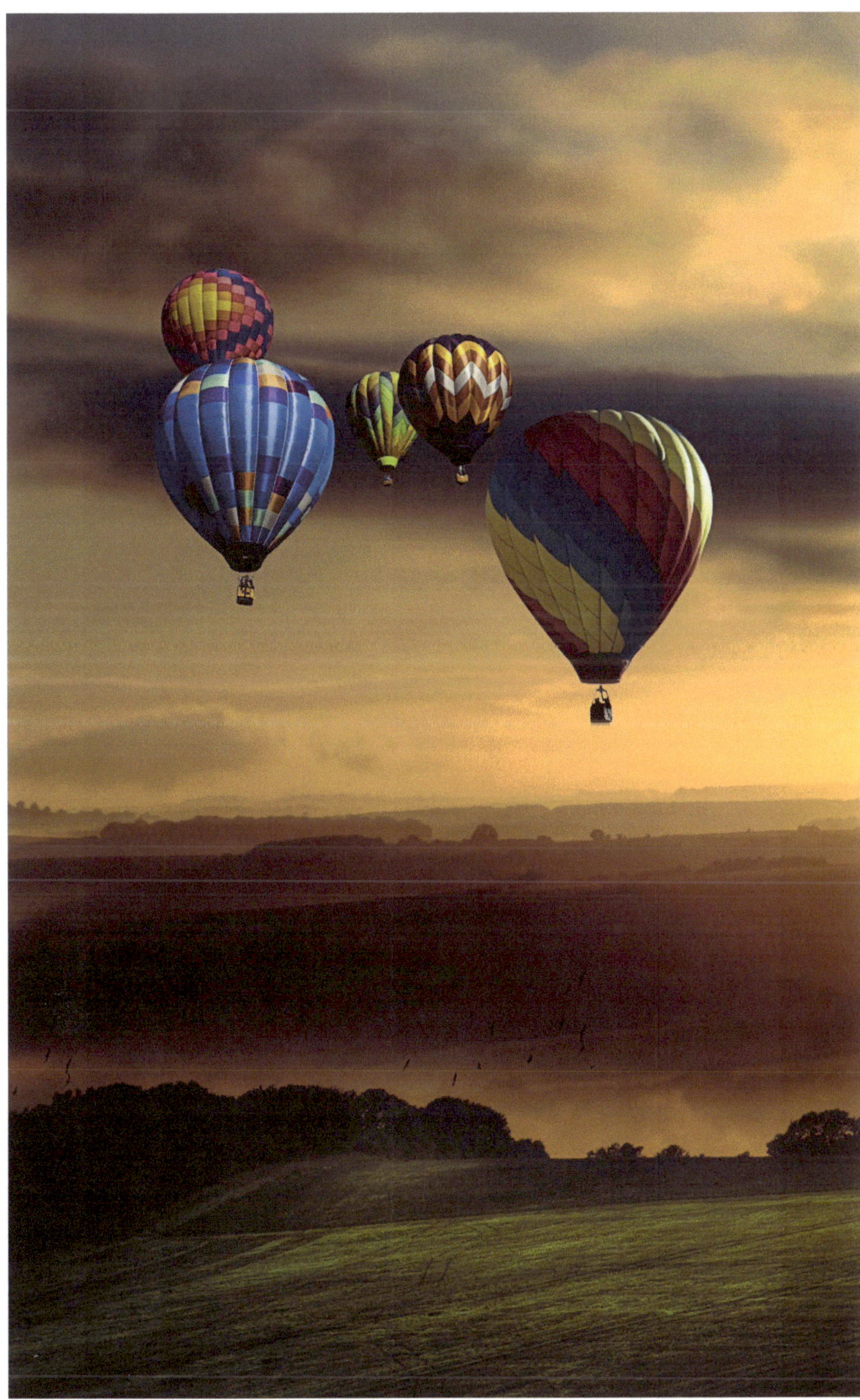

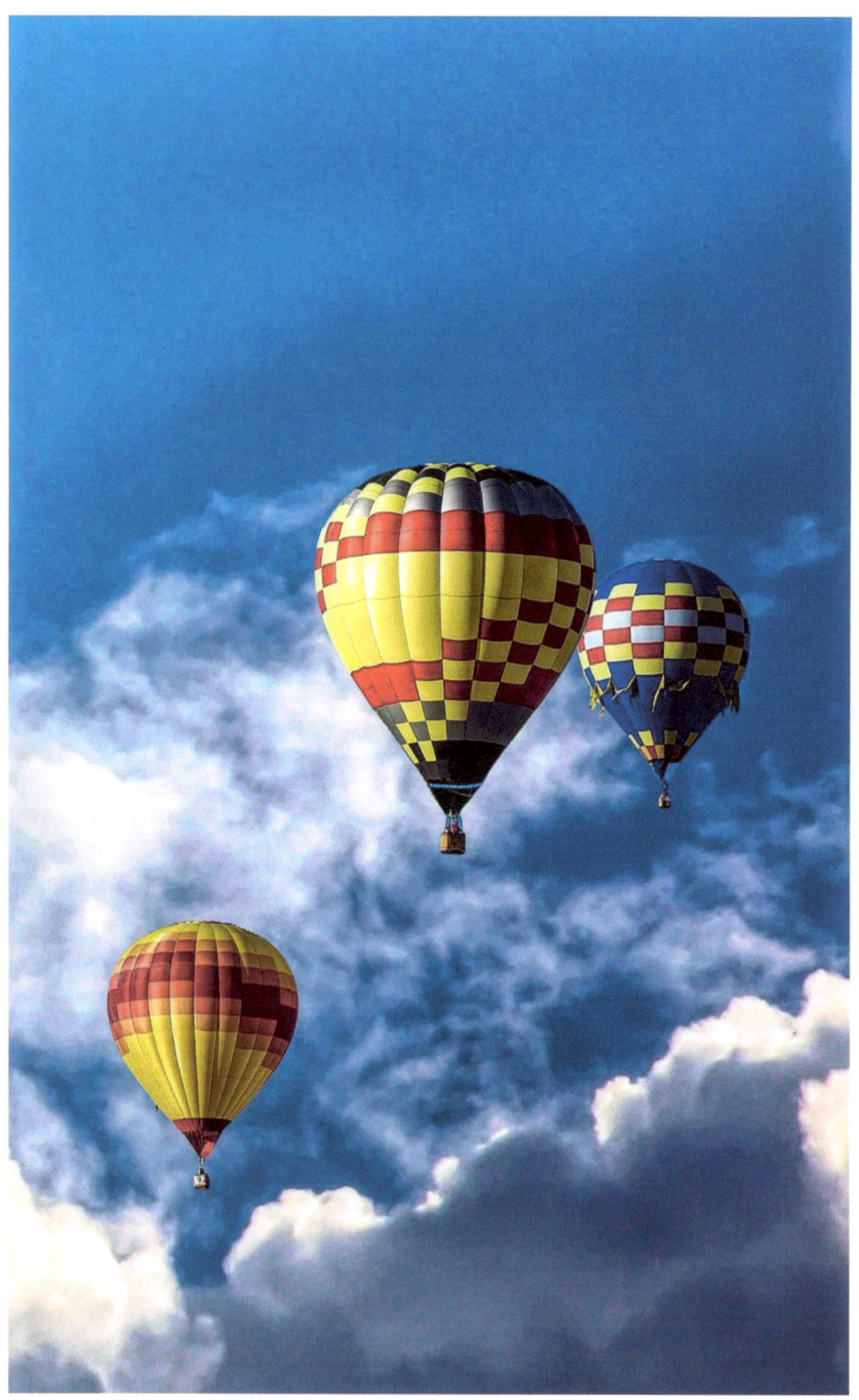

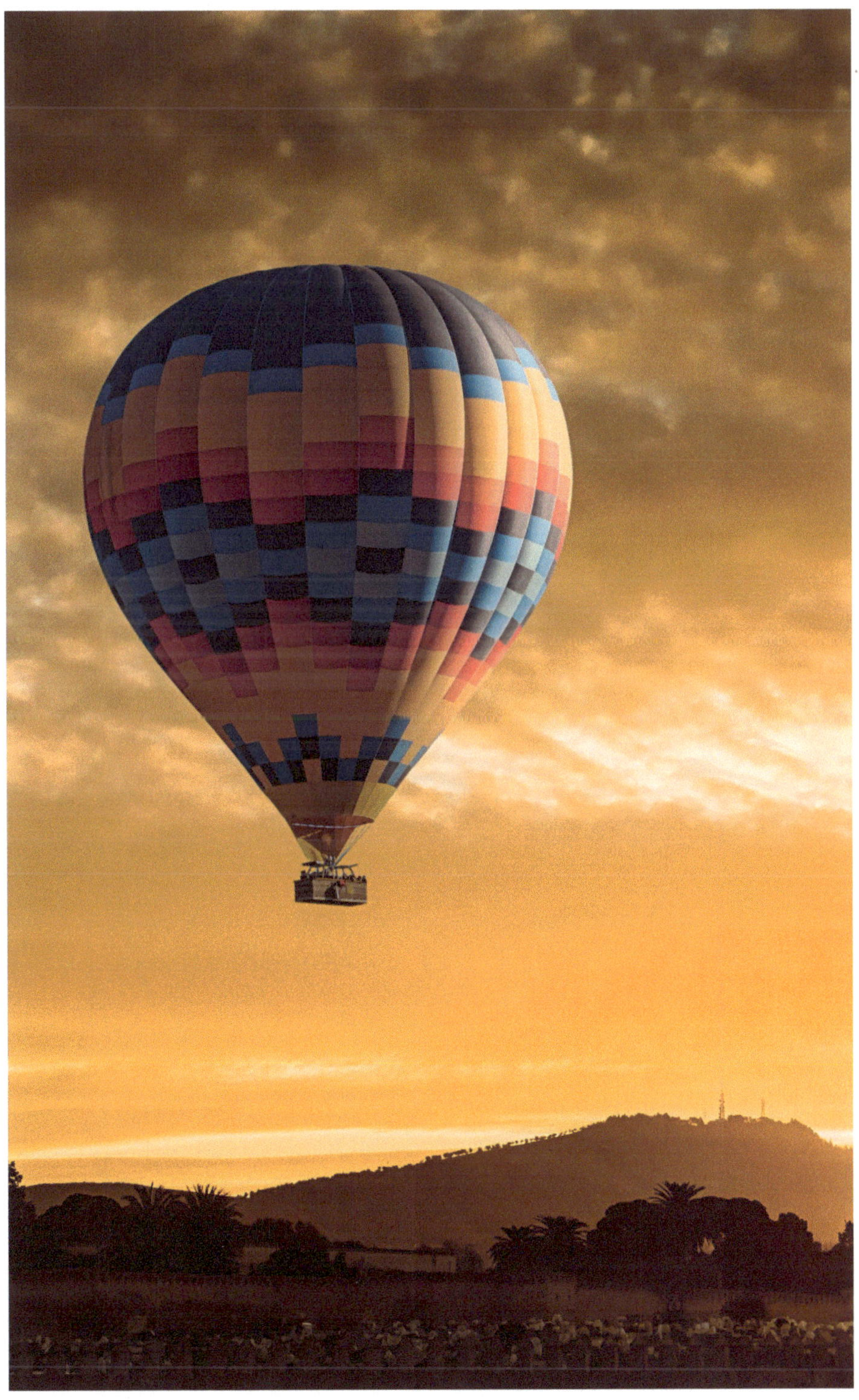

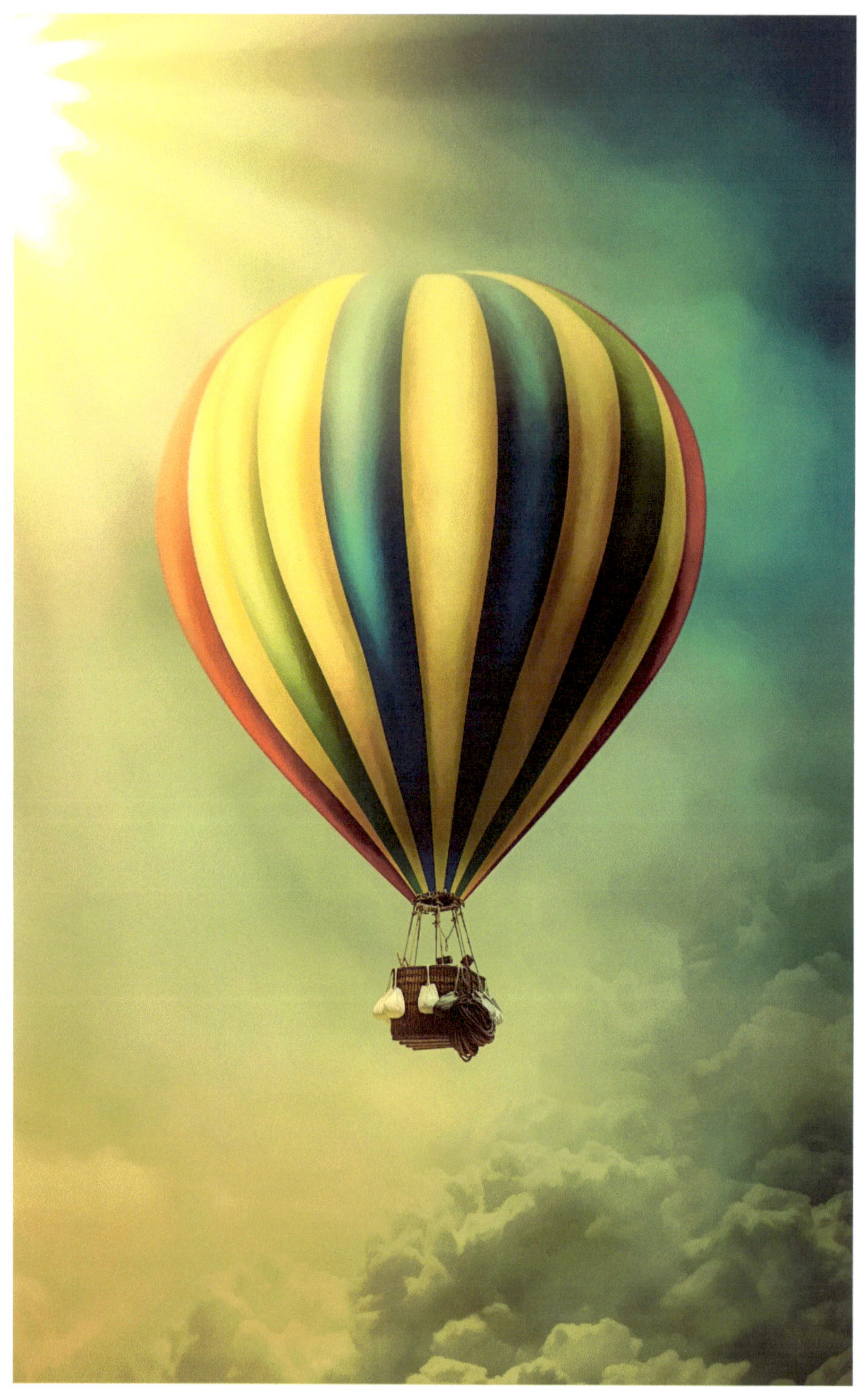

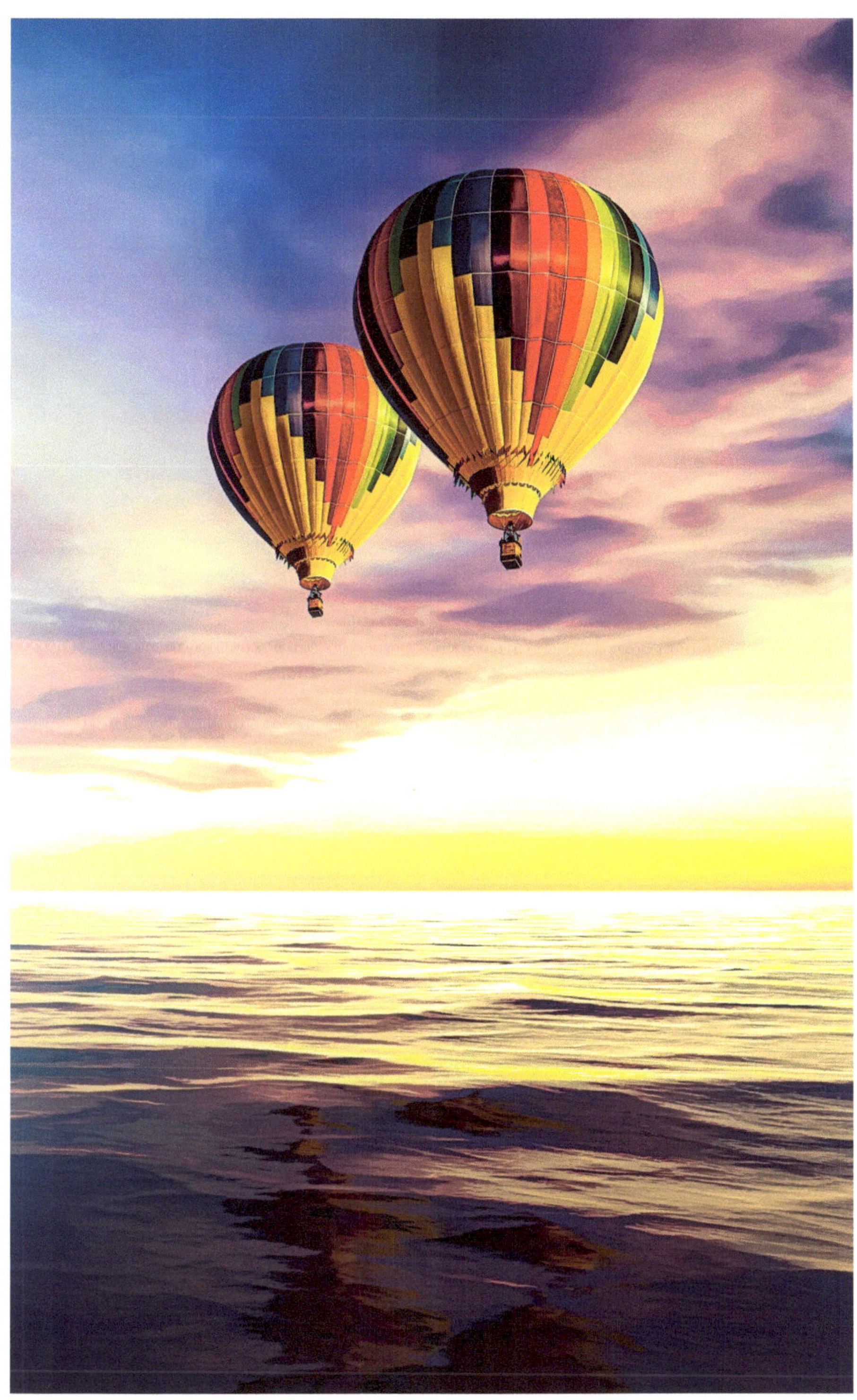